真州杏林传承集萃

主审 单兆伟
主编 吴祝平 时乐

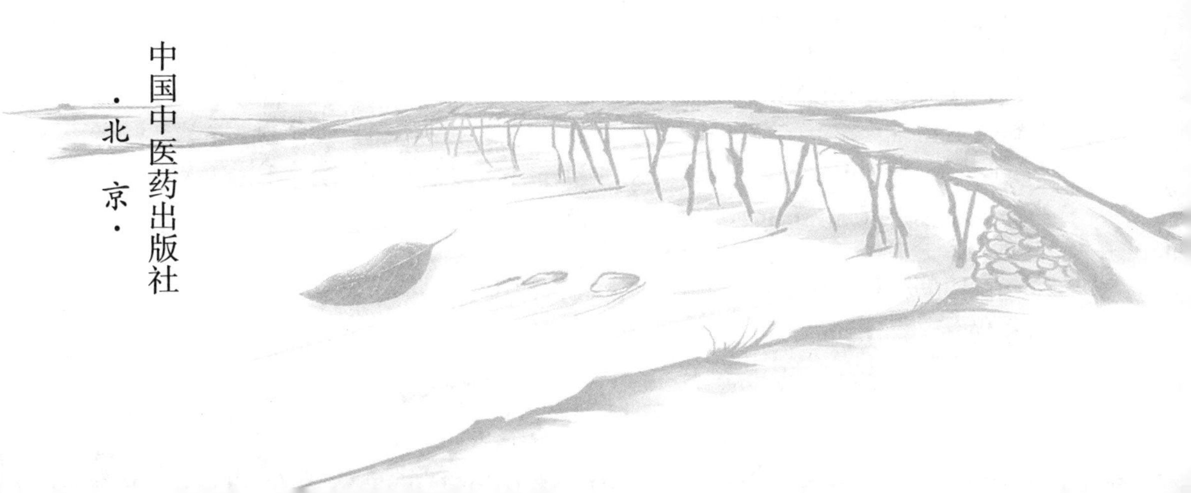

中国中医药出版社
·北京·

图书在版编目（CIP）数据
真州杏林传承集萃/吴祝平，时乐主编．—北京：中国中医药出版社，2019.10
ISBN 978－7－5132－5704－6

Ⅰ.①真…　Ⅱ.①吴…　②时…　Ⅲ.①中医学－普及读物　Ⅳ.①R2－49

中国版本图书馆CIP数据核字（2019）第191739号

中国中医药出版社出版
北京经济技术开发区科创十三街31号院二区8号楼
邮政编码　100176
传真　010－64405750
廊坊市晶艺印务有限公司印刷
各地新华书店经销

开本710×1000　1/16　印张14　字数236千字
2019年10月第1版　2019年10月第1次印刷
书号　ISBN 978－7－5132－5704－6

定价　58.00元
网址　www.cptcm.com

社长热线　010－64405720
购书热线　010－89535836
维权打假　010－64405753

微信服务号　zgzyycbs
微商城网址　https://kdt.im/LIdUGr
官方微博　http://e.weibo.com/cptcm
天猫旗舰店网址　https://zgzyycbs.tmall.com

如有印装质量问题请与本社出版部联系（010－64405510）

《真州杏林传承集萃》编委会

单序

戊戌年重阳前夕，余收到仪征市中医院吴祝平院长和弟子时乐所编写的《真州杏林传承集萃》书稿，其中部分篇目，早曾见于《中国中医药报》。读旧书如见故友，近来稍有闲暇，得以朝夕参读，亦可温故知新。

仪征古称真州，乃人杰地灵之乡，医家辈出。宋代许叔微即真州人士，曾任集贤院学士，人称许学士，后弃官归医，终享“名医进士”之誉，许氏所著《普济本事方》《伤寒百证歌》《伤寒发微论》《伤寒九十论》皆影响深远，奠定了许氏在伤寒学派中的重要地位。元代滑寿（字伯仁），善诗文，通经史诸家，潜心学术，著有《素问读钞》《难经本义》，后专研针灸，著《十四经发挥》，使针灸复盛于元代，并成为后世针灸医家的规范。清代末年，“臣”字门兴起，朱良臣、朱冠臣、姜继臣、孙谨臣均在仪征周边地区行医，活人无数，享誉扬子江畔。孙谨臣传人一是其内侄——刘弼臣，为中医儿科学奠基人之一，人称“东方小儿王”；另一人则为其子——孙亮臣（孙浩），为仪征市中医院的首任院长，治疗儿科、外科疾病颇有心法，亦是全国老中医药专家学术经验继承工作指导老师。迨至今岁，该院仍有孙浩、林峰、顾中欣、张恩树等一批老中医药专家活跃于临床一线，实乃真州杏林之一大幸事！

该书内容翔实，其中多篇医案，拜读揣摩，受益良深。首篇国医情缘收录追忆徐老之情感至深一文，余读后脑海中亦每每浮现当年跟随徐老临证学习之情景；名医验方收录该院各位医生跟随名中医学习后整理归纳的经验方，这些方药都是名老中医多年的经验积累，余等不才，亦有七则验方收录其中，乃时乐等弟子潜心归纳整理之作；跟师学医篇目较多，或为经方实录，或为疑难杂病，或为用药经验，或为内外合治，均为青年中医师在跟师侍诊中用心用情整理而作，内容简朴，文笔流畅，说理透彻；“熟读王叔和，不如临证多”，临证心悟篇中，各位医生将自己行医过程中的典型案例整理发表，亦有阅读经典之心得体会；中医学根植于民间，外治验方介绍了不少中医外治诸法，颇为实用；食疗养生篇中收录均为药食同源之品，余见“决明降脂减肥茶”，联想近日江苏省中医院推出的养生代茶饮系列，大有异曲同工之妙；传播中医好声音，讲好中医故事，中医药学不仅是医学，更是文化，在文化科普篇中可以听听中医故事；杏林故事记录了仪征市中医院老院长孙浩、林峰等人的事迹，他们均已至耄耋之年，仍在为中医学兢兢业业，勤勉带教，实乃吾辈之楷模。

全卷各篇阐病说理，用心之作；叙事写人，真情流露；科普小品，生动有趣。作为一所县级中医院，在 5 年之内能有如此多数量和高质量的稿件见于国家级媒体，实在令余心生钦佩，并感中医学后继有人。今岁夏日，余在仪征基层工作站收徒 4 名，弟子们早出晚归来宁侍诊，潜心学业。余与吴祝平院长已认识多年，弟子时乐亦定期赴宁请教拜访，皆勤勉笃学之辈。辱承索序，余感不才，谨陈数语，草就此序。

单兆伟

戊戌年秋于金陵

孙序

真州（仪征），位于扬子江畔，自汉代设县以来已历2000年，历史悠久，人文荟萃，积淀着丰厚的传统文化，中医便是其中一颗璀璨明珠，历代名医名家辈出。如宋代大医家许叔微、元代中医理论家滑寿、明代医家殷榘、清代医家李炳等。

宋代许叔微即真州人士，一生著有《普济本事方》《伤寒百证歌》《伤寒发微论》《伤寒九十论》等，影响深远。余感其"名医进士"之风范，在仪征市中医院建院之初，特建许氏塑像于医院庭院之中，以存史教化、激励后昆。

仪征市中医院建院至今已30余载，岐黄医术，薪火相传。回首往事，历历在目。建院之初，中医院人白手起家，坚持"振兴中医，造福人民"的远大目标，以弘扬中医学为己任，正确把握继承与发展的关系，重视中医药人才培养，砥砺奋进，创造了现在可喜的局面。

近日得知，仪征市中医院编写《真州杏林传承集萃》一书，正式定稿，即将出版，为之作序，由衷高兴。一是感到中医院这些年来的学术得到长足发展，取得令人瞩目的成绩，前景光明；二是感到年轻人思学上进，中医学将乘着国家发展中医政策的东风，扬帆远航。

此书历经数年时间，汲取众智，淘沙沥金，终于编纂成稿，这是仪征市中医院发展历程中的新成果。第一部分国医情缘，其中有周仲瑛、徐景藩等旧识老友，他们既熟通旧学，又勤修新知，此集中既有往事回忆，又有经验总结，回忆入情，总结入理，读来甚为亲切；第二部分名医验方，是6位名医的多年心得，应用于临床多有良效，是为临床经验之菁华，诸位名老中医不吝秘术，广求传播，经得住时间的检验，值得整理流传；第三部分跟师学医，是仪征市中医院年轻医师跟随并整理老师学术经验，这些内容，既是师徒两代思想的碰撞，也是下一代名医诞生的起点；第四部分临证心悟，是多位学生全面归纳自己解决实际问题、传承学术经验、取得临床疗效之跟师体悟，从中，可见年轻中医勤学思索，为民除瘼之赤诚之心；第五部分外治验方，药简效宏，充分凸显中医简、便、廉、验的特点，在基层尤其值得推广应用；食疗养生、文化科普两部分，宣传中医文化，娓娓道来，通俗易懂，是学习中医、了解中医的佳作；最后为杏林故事部分，虽讲述的是故事，反映的却是中医人的“精气神”。

编写此书的同志们精心构思，认真编纂，为各界同仁了解仪征中医药现状打开了一个窗口，为仪征医药卫生事业办了一件好事。“中国医药学是一个伟大的宝库，应当努力发掘，加以提高。”历经60年风起云涌，毛泽东同志的批示言犹在耳。衷心希望仪征市中医院在这个中医发展最好的时代，守住本心，乘势而上，百尺竿头，更上一层楼！

孙浩

2018年10月作序于真州

目录

第一部分　国医情缘

第二部分　名医验方

第三部分　跟师学医

第四部分　临证心悟

第五部分　外治验方

第六部分 食疗养生

第七部分 文化科普

第八部分 杏林故事

第一部分　国医情缘

本部分主要讲述我院医生与国医大师的往事及跟随国医大师学习的经验总结。

回忆国医大师徐景藩二三事

早在青年时代，我就常拜读徐景藩的文章，大多数从《中医杂志》《江苏中医》等刊物中汲取经验。他的文章文笔流畅，说理透彻，使我仰慕不已，获益匪浅。

终于有一天，我见到了徐景藩。我清楚地记得那是1977年7月1日，当时南京新医学院附属医院（现为江苏省中医院）来仪征县朴席公社巡回医疗。医疗队由穆科长任队长，徐景藩任副队长，成员有盛灿若、周福贻、蒯正举、孙久娟、王道友、邓新达等同志。徐景藩和我们相处6个月，他医德高尚、技术精湛、待人和蔼、团结同志。至今虽已过去38年，我仍记忆犹新，历历在目。兹将徐景藩二三事整理如下，以之缅怀。

下乡巡回医疗

当时仪征县朴席公社卫生院条件有限，加之预防地震，医疗队的同志都住在防震棚内。夏暑之际，蚊虫纷飞，夜间常常无法入眠，但徐景藩和队员们总能克服重重困难，热情饱满地投入门诊或下乡巡回医疗工作之中。

徐景藩的患者特别多，十里八乡的患者都跑到朴席卫生院找他诊病。他的诊室里三层外三层，被患者挤得水泄不通。徐景藩都逐一认真进行望、闻、问、切，然后书写病历、处方，常常诊察到下午一二点钟才顾得上吃饭。他态度和蔼、看病认真、疗效确切，受到了广大群众的爱戴，有不少患者远从安徽等地专程来朴席卫生院请徐景藩诊病。

下午，一般是下乡巡回医疗的时间。那时的乡镇，交通不便，卫生院连自行车都没有，有时要到十多里外的地方巡诊。我背着药箱陪着徐景藩，从北边最远的地方要跑到另一个集镇——新集镇，从南边要跑到另一个集镇——土桥。徐景藩从不叫苦，他诙谐地对我说："多跑跑路还可以锻炼身体呢，我早上坐了一上午了，下午出来走走，正好活动活动筋骨，舒坦呢！"

在巡回医疗时，徐景藩的作息时间是：一早即起身，先做广播操，后读线装本李东垣的《脾胃论》、李中梓的《医宗必读》等书；上、下午诊治患者；晚上有时会自娱自乐地拉起二胡，陶冶情操。徐景藩在朴席公社巡回医疗时，结识了不少老干部和广大群众，救治病员无数，至今仍在朴席地区传为佳话。

看望两位老人

徐景藩中年时的一位同事姓薛，在江苏省中医院工作，祖籍仪征县朴席镇。20 世纪 60 年代薛医师已去世，这次巡回医疗恰好到薛医师家乡。徐景藩便问我："薛医师家住哪里？"我说："家住在朴席公社河北街道。"他说："有机会你带我到他家去一趟。"我说："可以。"

7 月中旬的一天，我陪徐景藩下乡巡诊回来，已是下班时间了。我陪着他到薛医师家中，那时屋内有三四人，其中便有薛医师的老母亲，还有她的儿女。徐景藩见到薛母说："您老人家好！我是您儿子的同事，您今年高寿啊？"薛母说："徐医生你好，我今年 91 岁了。"徐景藩握住薛母的手，薛母两手颤抖，老泪纵横，显得异常激动。徐景藩在他们家中拉拉家常，也询问些他们的困难。薛医师去世得早，家中上有老、下有小。临别之时，徐景藩将几十块钱塞进薛母的口袋里，并说："给您一点钱，买点东西吃吃，不成敬意。"那时徐景藩是副主任中医师，每月的工资也不过 90 元，几十元钱在当时算是一个不小的数字。此景、此情，虽然过去近 40 年，但仍使我印象颇深。这件事潜移默化地教我怎样做人，使我真正理解《孟子》中的一句名言"老吾老，以及人之老；幼吾幼，以及人之幼"的含义。

徐景藩作为省城名医，还不忘拜访民间的老中医，博采众长。7 月下旬，我陪他下乡巡诊回来，又跑了几里路，拜访仪征县一位名老中医。徐景藩问他："你们这里哪些病种多？"这位年近八旬的老中医说："朴席地区位于长江之滨，水网地带，湿邪戕人较多，如风湿病、湿温、泄泻、黄疸等。"徐景藩一边认真地听，一边认真地记录。后来，徐景藩在朴席地区看病或巡诊时非常注重这一点，遇到湿邪患者，辨证论治，因地制宜，分别运用芳香化湿、温化寒湿、清热利湿、利水渗湿诸法，治愈了不少患者。徐景藩在巡回医疗结束时，还撰写了一篇论文：《在朴席地区巡回医疗——〈祛湿法在临床上的运用〉》，后发表在国家级刊物《中医杂志》上。

扬州、仪征之缘

徐景藩 1927 年出生在江苏省吴江县盛泽镇的一个中医世家。他在扬州、仪征有两位非常好的老友，一位是著名中医脾胃病专家、扬州人任达然主任中医师，另一位是扬州仪征籍人、北京中医药大学刘弼臣教授。由于工作关系，他们 3 人每年总要相聚一二次，因而扬州、仪征便成了徐景藩第二、第三故乡了。

1991 年，3 位老专家被原人事部、原卫生部、国家中医药管理局同时批准为第一批全国老中医药专家学术经验继承工作指导老师，并在同年享受国务院授予的政府特殊津贴，此是第一缘分。

20 世纪 80 年代，3 位老专家被扬州市中医院同时聘为名誉院长，此是第二缘分。

在近 20 年时间里，中医学术会议常在扬州举行，邀请 3 位老专家出席，3 位老专家经常碰面，为中医事业把脉，建言献策，为扬州市中医院、仪征市中医院的发展提供有利条件，此是第三缘分。

1995 年，任达然老先生的父亲任继然老中医诞辰 100 周年，扬州市人民政府为其举行隆重的纪念大会，徐景藩教授赋诗一首以赠："广陵任家医名噪，大江南北尽知晓，中医事业红日照，数代传人逐浪高。"

2003 年 2 月，徐景藩为我和任光霞合著的《任达然老中医临床经验录》一书作序。2013 年 5 月，徐景藩又为任达然之子任光荣担任顾问、孙宏文主编的《任光荣医论与临床经验集》一书作序。徐景藩在序中说："任达然先生擅长内科脾胃病诊疗工作，在世时誉满大江南北，他热心于学会的学术活动，曾于扬州、南京等地学术大会上晤谈交流。瘦西湖舫话，平山堂斋茶，音容常在，时深缅怀。"徐景藩与扬州任老之关系，非同寻常，于是可见一斑。

徐景藩是一位赫赫有名的国医大师、全国白求恩奖章获得者、教授、江苏省中医院原院长，能为扬州任氏三代大医出书作序或题诗，徐景藩说："实为荣幸。"确实不易，即使在全国亦属罕见，此是第四缘分。

1991～1994 年，在第一批全国老中医药专家学术经验继承工作集中学习培训中，我在南京中医学院（现为南京中医药大学）汉中门校区接受课程面授，3 年期间多次聆听徐景藩的讲座。出师后，我如赴南京，都要去徐景藩家登门拜访。他很关心仪征市中医院的发展，并语重心长地说："在中医事业的继承与发扬上要下硬功夫，发扬专科特色，要更上一层楼。"在他的影响和带动下，江苏省中医院每年都到仪征市中医院大型义诊二三次，现在仪征市中医院已经成为以江苏省中医院牵头的南京都市圈中医院发展联合体的一员，两家医院上下联动发展，县（市）级中、青年中医骨干常年赴南京进修培训，并取得很好的成绩。

总之，徐景藩和扬州、仪征两地结下了很好的缘分，令人难以忘怀。2015年3月11日，徐景藩以89岁的高龄驾鹤西游，我甚为悲痛，特写了一副挽联："一逝传遍金陵水，满城悼念老医师。"遥祭这位国医大师。

徐景藩离开我们已经4年了！在他的影响下我们将坚持不懈地继承与发扬中医事业，为实现伟大的中医梦而奋斗一生。

（张恩树）

国医大师徐景藩从脾阴虚论治虚劳案例

唐某，女，52岁。

主诉：腹泻与大便干结交替出现10余年。

现病史：患者腹泻与大便干结交替出现10余年，大便干结情况较多，四五日一行，羊屎状，饮食不洁或稍食生冷后易腹泻，夹有不消化食物，大便不尽感，肛门坠胀。晨起口中发甜、黏腻不爽，恶心欲呕，吐出白色黏涎，口干。食欲尚可，饮食量少，食后全身乏力，脘腹坠胀，嗳气，四肢捆绑感，腹胀，矢气频多，矢气得舒。头晕耳鸣，牙龈发酸，全身怕冷，腰酸，失眠，焦虑。

查体：手掌色红，面色晦暗，面部色素沉着，舌红少苔，脉细弦。

个人史：年轻时喜食肥肉。

既往史：曾因白塞综合征发热，口腔溃疡时有发作，无生殖器溃疡；2006年患干燥综合征、系统性红斑狼疮，口服大量激素及清热解毒药物，导致闭经7年，闭经时瘫软在床，四肢无力，调理2个月后方好转，此后月经渐无。高血压病、脑梗死病史3年，口服降压药物治疗，血压控制尚可。

诊断：慢性结肠炎，干燥综合征，白塞综合征，系统性红斑狼疮，高血压病，脑梗死后遗症。

辨证：四诊合参，该患者属于"虚劳"之病，辨为脾胃阴虚证。

治法：治以补益脾胃气阴为主，兼以理气，方以慎柔养真汤加减。

处方：太子参15g，山药30g，麦冬15g，茯苓20g，白芍15g，五味子5g，炙甘草6g，陈皮10g，香附10g，炙鸡内金10g，绿萼梅10g，百合30g，谷麦芽各30g。14剂，水煎服，每日1剂。

按语：患者久病，病情较为复杂，且过服药物，损伤脾胃，故表现为一派虚劳症状。患者症状纷繁复杂，细细梳理，可归为以下几类。①脾胃系：腹泻与大便干结交替出现，大便干结较多，四五日一行，羊屎状，饮食不洁或稍食冷食后易腹泻，夹有不消化食物，大便不尽感，肛门坠胀感，晨起口中发甜、黏腻不爽，恶心欲吐，吐出白色黏涎，口干，食欲尚可，饮食量少，食后全身乏力，脘腹坠胀，嗳气，四肢捆绑感，腹胀，矢气多，矢气得舒，手掌色红，面色晦暗，面部色素沉着，舌红少苔，脉细弦。②肝系：头晕，失眠，焦虑。高血压病、脑梗死病史。③肾系：牙龈发酸，耳鸣，全身发冷，腰酸。

该患者总的病机为脾阴亏虚，徐老在辨治脾阴亏虚时，将脾阴虚的特点归纳如下：脾阴虚往往兼有胃阴虚，常有口干欲饮、大便干结、舌红少苔、脉细等症状；脾阴虚往往兼有脾气虚，有四肢无力、少气懒言、饮食减少、大便稀溏等表现；脾阴虚患者由于脾虚运化失建，水谷不化，下趋肠道则便溏，脾阴不足，肠腑失濡则大便干，故常见腹泻、便秘交替发作等症状；脾阴虚证，常继发于脾气久虚之人，或由脾阳虚而及于阴虚，也有继发于其他脏腑之虚证如肺、肝、肾之阴虚。

患者在叙述病史时，反复强调食后全身困重，四肢关节如湿抹布裹住一样，恶心欲呕，吐出白色黏涎。阴虚为本，痰湿为标。患者舌光红少苔，何以有湿？这是与脾阴虚的特点相关的。脾阴虚往往夹有脾气虚，脾气虚则脾失健运，中运不建则水谷不化，痰湿内生，故恶心欲吐，吐出雪白色黏涎。又脾主四肢肌肉，故见四肢关节困重如湿抹布裹住一样。前医虽以健脾利湿之药治之，湿虽暂去，症状虽缓，但脾阴脾气未复，症状又反复出现。《素问·奇病论》谓："此五气之溢也，名曰脾瘅……此肥美之所发也，此人必数食甘美而多肥也，肥者令人内热，甘者令人中满，故其气上溢……"故见患者口甘；《素问·痿论》曰"脾气热，则胃干而渴"，脾阴虚故见脾气热，脾脏阴虚气热累及胃则致胃亦阴虚津伤，故可见胃干而渴；《灵枢·经脉》谓："是动则病舌本强，食则呕、胃脘痛、腹胀、善噫、得矢气则快然如失，身体皆重。"故全身乏力，脘腹坠胀感，嗳气，四肢捆绑感，腹胀，矢气多，矢气后稍舒。

本病又涉及肝肾，《素问·气厥论》曰"脾移热于肝，则为惊衄"，阴虚脾热，若移热于肝可致肝阳亢盛而化火，火盛风动则生惊；肝火扇灼窍络则致脑梗死。肝阴肝血亏虚则失眠、焦虑症现；脾虚及肾则见牙龈酸、腰酸、全身怕冷等。患者久治不愈，久病必瘀。诚如叶天士所说“初为气结在经，久则血伤入络”，故又见白塞综合征、干燥综合征、系统性红斑狼疮等。

治以调理脾胃为主，方中太子参、山药、白芍、五味子、麦冬敛阴、养阴、健脾，另有香附、鸡内金、茯苓、甘草健脾益气。由于消运不力，常可兼有气滞，徐老喜配用理气而不伤阴之品，如橘白（或橘皮）、佛手花（或片）、绿萼梅、代代花、蔷薇花、谷麦芽等。

养真汤出自明代胡慎柔所著《慎柔五书》，又称为慎柔养真汤，由党参、白术、黄芪、山药、茯苓、白芍、莲子、五味子、麦冬、甘草等药物组成。其中尚有黄芪，徐老未用，因患者大便秘结为主，黄芪微温，升阳补气，故弃不用。改党参为太子参，因太子参与党参相比，太子参清养胃阴，适用于胃阴不足；党参微温，益气健脾补中，故以太子参代党参，体现了徐老用药之精。

患者虽然症情复杂，但徐老能够于纷繁之中抓住主要矛盾，辨证之准，令晚辈钦佩不已。本病又以太子参、山药、白芍等平和常见之味治之，体现徐老驾驭中药之能力。辨证与用药岂是一朝一夕所能练就。本案确实振聋发聩，故不敢私藏，特于同道共飨。

（时　乐、铉　力）

徐景藩治痰泻案

何某，男，43岁。2006年2月16日初诊。

主诉：解黏液鱼冻样便7月余。

现病史：患者7个月前无明显诱因出现少腹隐痛，腹部怕冷，肠鸣辘辘，受寒辄甚，大便日行1次，夹有黏液，有时如鱼冻，泡沫多，查大便常规示黏液（++），白细胞（-），脓细胞（-），曾予抗炎药、肠道益生菌等治疗后症状可缓，但停药即发，后行肠镜检查未见明显异常。患者因考虑西医治疗效果欠佳，遂求治于徐老处。

刻下症：大便日行1次，质地稍溏，黏液较多，有时如鱼冻样，色白，未见脓血，偶有下腹隐痛，受寒则诸症加重，纳谷欠馨，体重未减。

个人史：平素工作压力较大，应酬频繁。

查体：腹软，下腹部轻度压痛，肠鸣音不亢进。舌质淡红，舌苔薄白根微腻，脉细弦。

辨证：证属肝郁脾虚，痰湿内停。

治法：抑肝健脾，温化痰湿。先予痛泻要方合二陈汤加减治之，以观后效。

处方：炒白术 10g，炒白芍 15g，防风 6g，陈皮 10g，法半夏 10g，茯苓 15g，藿香 15g，生薏苡仁 30g，冬瓜子 30g，黄连 2g，焦山楂 15g，焦神曲 15g，高良姜 5g，莱菔英 15g，炙甘草 3g。14 剂，水煎服，每日 1 剂，早晚温服。

复诊：服药 2 周后，药后恙减，大便黏液不显，日行 1 次，腹鸣、少腹痛均减，但受凉或外出进食后偶见黏液，舌质淡红，舌苔薄白，中有裂纹，脉细濡。治从原法，佐以健脾气养脾阴之药。处方：太子参 15g，炒白术 10g，茯苓 15g，陈皮 6g，炙甘草 5g，煨木香 6g，藿香 10g，黄连 2g，炙鸡内金 10g，佛手 10g，车前草 20g，生薏苡仁 30g，乌梅 10g，焦山楂 15g，焦神曲 15g。14 剂，水煎服，每日 1 剂，早晚温服。

服药半月，大便正常，日行 1 次，未见黏液，腹鸣腹痛消失。在此基础上，稍事加减，1 剂服两天，症情平稳，并嘱改善生活方式，调畅情志，减少外出应酬，避免受凉。

按语：该患者经肠镜检查未见结肠器质性病变，当属肠易激综合征之病。该病属中医“泄泻”之范畴，因大便带有黏液如鱼冻样，可诊为“痰泻”一病。“痰泻”之名，见于明代《医学入门》，一则大便黏液鱼冻样在形态上似痰，二则从病理因素认识为痰湿作祟，治法亦从痰入手。该患者平素应酬频繁，酒食不节，脾胃受戕，脾运失司，故湿邪内生，聚而成痰，蕴于肠道，传导失司，则大便溏稀，夹有黏液；痰湿的生成与脾关系密切，古有“脾为生痰之源”一说。加之患者工作压力较大，肝气失疏，横逆犯脾，则腹鸣腹痛。故此案当辨为肝郁脾虚、痰湿内停之证，病位在肠，与肝脾密切相关。痰、湿为阴邪，属寒，“病痰饮者，当以温药和之”，故多用温中化湿之法。本案当拟抑肝健脾，温化痰湿之法。患者腹部怕冷，受寒加重，舌淡，脉细为脾阳不足，痰湿内蕴，又有少腹隐痛、脉弦等表现，《医方考》云：“痛责之于肝，泄责之于脾，肝责之于实，脾责之于虚。”所以还有肝郁气滞的一面，处方需标本兼顾。方中用痛泻要方疏肝健脾止泻，用二陈汤燥湿化痰，焦山楂、焦神曲、莱菔英健脾助运，高良姜温化痰湿，薏苡仁、冬瓜子健脾化痰，反佐以制黄连之温燥。二诊时痰湿已去大半，肝气亦平，故转投健脾养脾之品如太子参、煨木香、乌梅、鸡内金等以期固本培元。

徐老治疗痰泻常用陈皮、半夏、薏苡仁、冬瓜子、桔梗、茯苓等药，运脾与健脾相结合，常用方剂为平胃二陈汤。该案患者痰与湿相较，痰多而湿气不著，故未用苍术、厚朴等燥湿之品。徐老喜用薏苡仁、冬瓜子治疗痰泻，薏苡仁健脾止泻，冬瓜子化痰排脓，合用善治内痈诸症，如《备急千金要方》治肺痈之苇茎汤中同时使用两药，而痰泻之症状常与内痈之痰相近，用之对减少大便黏液的症状效果显著。值得一提的是防风的使用，痛泻要方中防风虽为抑肝，然也寓久泻参用祛风之意。防风为祛风之药，辛温而燥，燥能胜湿，如李士材言“地上淖泽，风之即干”。徐老常引此法，治久泻效果佳。现代研究表明，大便黏液、黏冻等多因结肠慢性炎症所致，可能为大肠分泌黏液过多或食物过敏因素导致，防风具有抗过敏的作用并能调整肠道平滑肌功能。总之，治疗痰泻一病，以健脾、抑肝、化湿、祛痰等法为主，结合具体辨证，总能“随证治之”。

（时　乐、铉　力）

国医大师周仲瑛论治高血压病经验

高血压病是一种以动脉压升高为特征，可伴有心脏、血管、脑和肾等器官功能性或器质性改变的全身性疾病。临床主要表现为头昏、头痛、头胀、眩晕、耳鸣、心慌、四肢麻木、面红、烦躁、失眠等。

在世界各地，高血压病是一种常见性疾病。世界各国患病率高达10%～20%。根据世界卫生组织心血管病人群监测（MONICA）方案的资料，欧美国家成人（35～64岁）患病率为20%以上。我国高血压病的发病率不如西方国家高，但却呈升高趋势。我国第三次人口普查共调查950356人，高血压病患病率为11.88%，动脉血压水平随年龄的增长而升高，且呈连续分布。我国小于35岁者男性患者多于女性，大于35岁者女性患者多于男性，北方多于南方。

高血压病可导致高血压性心脏病、动脉血管壁改变，并且是脑卒中（脑梗死和脑出血）、冠心病、视网膜病变、肾脏损害（肾小球梗死、肾衰）的致病因素。其中脑卒中和冠心病是高血压病的最常见并发症。美国弗雷明汉（Framingham）研究中心报告，心脑血管疾病的发病率和死亡率与血压的增高程度密切相关。

中医学虽无高血压病的病名，但实际对本病早有认识。根据其临床症状，主要隶属于肝经病证项下，与眩晕、头痛、厥证、肝阳、肝火、肝风等关系甚为密切，并与心悸、中风有一定联系，是探讨其病理机制及辨证施治规律的依据。

本文虽然是讨论原发性高血压病的辨证施治，但对症状性高血压病，亦可以本文为基础，结合辨病治疗。

一、病因病机

（一）病因

本病可因情志刺激，五志过极，忧郁、恼怒、惊恐、思虑过度，持续性精神紧张；或饮食不节，嗜食肥甘辛辣，纵情饮酒；或劳欲过度，精气内伤；或体质禀赋偏盛、偏虚，如过瘦、过肥等多种因素及其相互作用所导致，且总以内因为发病基础。发病之后，由于素体及原始病因的不同，疾病先后阶段的演变发展可以表现出多种病理变化及不同证候，为此，必须辨证论治。

（二）病机

1. 病理变化主要为肝、肾、心的阴阳失调，阴虚阳亢

审证求因，高血压病虽然表现以肝经病候为主，但因内脏之间的整体关系，往往与肾、心紧密相关，早期多以肝为主，以后常见与肾、心同病，且可涉及脾，但其间又有主次的不同。

由于脏腑阴阳的平衡失调，表现阳亢与阴虚两个方面的病变。阳亢主要为心肝阳亢，久延可致伤阴，发展为肝肾阴虚；肝肾（心）阴虚，阴不制阳，又可导致心肝阳亢。两者之间互为联系、演变，故其病理中心以“阴虚阳亢”为主，表现“下虚上实”之候。少数患者，后期阴伤及阳，可致阴阳两虚。

从其病程经过而言，一般初起及中青年者以阳亢居多，逐渐发展为阴虚阳亢，久病不愈又可见阴虚为主。阳亢为标，多属暂时性；阴虚是本，常为重要的后果。标实与本虚互为对立、相互影响。

脏腑阴阳的正常功能活动，是生化气血并主宰其运行的基础，脏腑阴阳失调也必然引起气血运行的反常，而气血运行的紊乱又可加重脏腑阴阳的失调。《管见大全良方》在论述中风病时指出：“皆因阴阳不调，脏腑气偏，荣卫失度，气血错乱。”提示因气血运行紊乱加重脏腑阴阳失调是高血压病发展至中风病的病理基础，它是阴阳失调的具体表现。部分妇女患者，因妊娠、多育或天癸将竭之际，阴阳乖逆，可导致冲任失调。因冲任隶属肝肾，冲为血海，任主一身之阴，肝藏血，肾藏阴精，故肝肾阴虚，则冲任失调为病。

2. 病理因素为风、火、痰，三者可以相互转化、并见

在脏腑阴阳失调的基础上，不但阳亢与阴虚互为因果，而且可导致化火、动风、生痰，三者又可相互转化、兼夹，表现“火动风生”“风助火势”“痰因火动”“痰郁化火”“风动痰升”等，但在不同个体及疾病的不同阶段，又有主次、先后之分。

风、火、痰三者均有偏实、偏虚的不同。凡属阳亢而致心肝火盛，阳化内风，蒸液成痰者属实；久延伤阴，则由实转虚；因阴虚而致虚风内动，虚火上炎，灼津成痰（或气不化津）者属因虚致实，表现本虚标实（虚中夹实）之证。

3. 久病气血逆乱可见气升血逆及血瘀络痹的病理转归

如病延日久，或病情急剧发展，虚实向两极分化，阴虚于下，阳亢于上，肝风痰火升腾，冲激气血，气血逆乱，可见气升血逆，甚至阻塞窍络，突发昏厥卒中之变；或风痰入络，气血郁滞，血瘀络痹，而致肢体不遂，偏枯㖞僻；或因心脉瘀阻而见胸痹、心痛。《素问·调经论》说：“血之与气，并走于上则为大厥，厥则暴死，气复反则生，不反则死。”说明了高血压病发展转归为中风的严重后果。

二、辨证论治

（一）辨证要点

1. 辨清病理性质掌握阳亢与阴虚，标实与本虚的主次，予以潜阳、滋阴，阴虚及阳者又当温养。

2. 区别病理因素标实为主者，分清风、火、痰的主次、兼夹，予以息风、清火、化痰。

3. 审察脏腑病机本虚为主者，鉴别肝、肾、心的重点，予以柔肝、滋肾、养心。

（二）治疗原则

治疗当以滋阴潜阳为原则，分别主次处理。标实阳亢者，息风清火化痰；本虚为主者，柔肝滋肾养心；阴伤及阳者，治当温养。

（三）分证治疗

1. 风阳上亢证

头晕目眩，头胀头痛，或颞顶掣痛，面赤升火，头筋跃起，脑响耳鸣，烦躁，肢麻肉瞤，口干口苦，苔薄黄，舌质红，脉弦数。

治法：息风潜阳。

常用药：钩藤、天麻、决明子、野菊花、罗布麻叶、珍珠母、玄参、车前草。

加减：肢麻不利加臭梧桐、豨莶草；头晕痛甚加白蒺藜、蝉蜕；面红、目赤、鼻衄、便结加龙胆草、炒栀子或大黄。

2. 痰火内盛证

头晕重痛，咯吐黏痰，胸闷，神烦善惊，形体多肥，身重肢麻，语謇多涎，口干口苦或黏，舌苔黄腻，舌尖红，脉弦滑数。

治法：清火化痰。

常用药：竹沥、半夏、胆南星、炒黄芩、夏枯草、炙僵蚕、海藻、牡蛎、泽泻。

加减：心烦梦多加黄连（或莲子心）、茯神；神情异常加郁金、天竺黄；胸闷、痰多、便秘加瓜蒌、玄明粉。

3. 气血失调证

头痛头胀，或痛处如针刺，面色黯红，时有烘热，胸部有紧压感，或胸痛如刺，间有心悸，肢体窜痛或顽麻，妇女月经不调，口干，苔薄，舌质偏黯，或有紫斑、瘀斑，脉或细或涩或结代。

治法：调气活血。

常用药：丹参、川芎、大（小）蓟、怀牛膝、天仙藤、生槐米、广地龙、代赭石。

加减：头昏加白蒺藜；颈项强急加葛根；胸闷胸痛加瓜蒌皮、片姜黄；肢麻不利加鸡血藤、红花；胸胁胀满或窜痛加柴胡、青木香；妇女月经不调加茺蔚子。

4. 肝肾阴虚证

头昏晕痛，目涩视糊，耳鸣，遇劳则面赤升火，肢麻，腰酸腿软，口干，舌红少苔，脉细弦或细数。

治法：滋柔肝肾。

常用药：生地黄、枸杞子、炙女贞子、制首乌、桑寄生、生石决明、菊花、白蒺藜。

加减：头眩、面色潮红加牡蛎、鳖甲；烦热加知母、黄柏；肢麻加白芍；失眠多梦加枣仁、阿胶。

5. 阴虚及阳证

头昏，目花，视糊，面白少华，间有烘热，神疲气短，腰酸腿软，肢清足冷，夜尿频数，舌淡红或淡白、质胖，脉沉细。

治法：温养肝肾。

常用药：淫羊藿、肉苁蓉、当归、熟地黄、枸杞子、杜仲、灵磁石、黄柏。

加减：头昏目花加潼蒺藜；心悸气短加生黄芪、五味子；倦怠、大便不实加党参、山药；怯寒、足肿加制附子、白术。

以上降压五方，临床治疗101例二期高血压病患者，其降压疗效以清火化痰方最优；调气和血与滋柔肝肾方疗效相等；温养肝肾降压作用虽显，但病例数少，有其特异性；息风潜阳方其效较逊，可能与本组病例为非一期高血压病患者有关。症状疗效以清火化痰方最优，调气和血与息风潜阳两方相等，滋柔肝肾方稍次，温养肝肾方较逊，表明标实证的疗效较显，本虚证改善稍次。

三、常用药对

（一）肝风上扰，天麻、蒺藜平肝息风

天麻味甘辛，性平，息风止痉，平抑肝阳，祛风通络，为治眩晕、头痛之

要药。现代药理研究证明天麻有降低血管外周阻力，降低血压，减慢心率，增加心输出量及冠状血管流量，降低脂质过氧化物等作用。

白蒺藜味辛苦，性微温，轻清疏利，搜风通络，对肝气郁滞、肝风内动、上犯清空、旁走肢节均有作用。动物实验表明白蒺藜有明显的降压利尿作用。

天麻配伍白蒺藜，降压利尿，益肾平肝，息风止眩，疗效殊佳。天麻不论虚证、实证随不同配伍皆可应用。

（二）肝火上炎，野菊花、罗布麻清肝降压

野菊花味辛苦，性微寒，功效清热解毒。现代药理研究发现野菊花有明显的降压作用。

罗布麻叶甘苦而凉，清凉泻火，强心利尿，降血压。现代研究证明罗布麻叶有稳定可靠的降压作用，无论虚实均可使用。

（三）络阻水停，鸡血藤、天仙藤活血利水

鸡血藤味苦微甘，性温，行血补血，调经，舒筋活络。现代研究证明鸡血藤能明显对抗动脉粥样硬化病变，有一定的降压作用。

天仙藤味苦，性温，凉血活血，祛风利湿，走经络，宣通经隧，导达瘀滞，疏肝行气。

鸡血藤配天仙藤活血通络，行气利水，用于四肢肿胀、麻木等症状疗效较好。

（四）虚风内动，牡蛎、珍珠母息风潜阳

牡蛎味咸涩，性凉，功擅敛阴潜阳，震慑浮火虚风，以其咸敛下降，故对面赤升火、烦躁盗汗、惊悸者较宜。

珍珠母味咸，性凉，功能息风定惊，对肝阳上亢，肝风内动之眩晕、耳鸣、惊悸、失眠有较好疗效。

（五）内风窜络，豨莶草、臭梧桐祛风降压

豨莶草味苦，性寒，祛风除湿，利筋骨，解毒。周仲瑛教授认为豨莶草凉燥，搜风通络，燥湿行血，内外风俱宜，能入肝肾、养阴血，平降冲逆，具降压作用。

臭梧桐味辛苦甘，性凉，祛风除湿，通经络，凉肝平肝。药理研究证实臭梧桐有降压作用。

豨莶草、臭梧桐二味相伍，祛风降压，通经活络。

（六）肝肾阴虚，玄参、生地黄滋阴降火、滋养肝肾

玄参味甘苦咸，性微寒，清热凉血，泻火解毒，滋阴降火，《本草纲目》云："滋阴降火，解斑毒，利咽喉，通小便血滞。"药理研究发现玄参有降压作用。

生地黄甘苦寒，功效清热凉血，养阴生津，《医学启源》云："凉血补血，补肾水真阴不足。"现代研究显示生地黄具有降压、强心、利尿等作用。

玄参与生地黄配伍，可加强清热凉血，滋阴降火，滋养肝肾之阴的作用。

（七）肾阳亏虚，淫羊藿、巴戟天温补肾阳

淫羊藿味辛甘，性温，补肾阳，祛风湿，强筋骨。药理研究发现淫羊藿具有一定的降压作用，并能调节免疫功能，有激素样作用。

巴戟天味辛甘，性温，补肾壮阳，祛风除湿，强筋壮骨。现代研究显示巴戟天可调节免疫功能，有肾上肾皮质激素样作用，具有降压、利尿等作用。

淫羊藿配巴戟天，可加强温补肾阳之效，并能降压、调节免疫功能。

四、证治六辨

（一）肝风有上冒和旁走之分，虚实之辨

肝风是由于肝阳亢盛所致，在病理反映上有两类情况：一是肝风上冒巅顶，表现为头部掣痛，眩晕，如坐舟车，耳鸣目花，甚则一时性厥仆，治当息风潜阳，用天麻、钩藤、白蒺藜、（野）菊花、罗布麻叶、石决明、龙齿、牡蛎、珍珠母、羚羊角之类；另一是肝风旁走入络，表现为肢体麻木，抽搐，肌肉瞤动，项强，语謇，甚则瘫痪不遂，治当祛风和络，用豨莶草、地龙、蝎尾、僵蚕、臭梧桐等。

至于风阳亢盛，由于血不养肝，水不涵木而致者，虽有眩晕、肢麻等虚风内动之候，但必具肝肾阴虚之证，治疗上应以滋水涵木为主，以达平息内风的目的，与阳亢风动或单纯用息风潜阳法的实证有所不同。

具体言之，水不涵木者，当滋肾养肝，育阴潜阳，用生地黄、玄参、阿胶、女贞子、桑椹子、牡蛎、龟板、炙鳖甲等品；若阴血不足，血不养肝者，当养血柔肝以息风和络，用当归、地黄、白芍、枸杞子、何首乌、黑芝麻等品。以上两类药物虽交叉合用，但组方时应把握其主次比例，同时佐以息风或祛风之品。

（二）痰证当辨痰浊、痰火、风痰之异

痰盛者，一般多兼火象，上犯头目则头晕痛、目眩；内犯心神则神情异常，心烦易惊，呆钝，独语，喜哭无常。治当清火化痰，用黄连温胆汤、滚痰丸、雪羹汤合胆南星、天竺黄、竹沥、海藻、玄明粉之类。

若痰与风合，可表现风动痰升而眩晕，又因风痰入络而肢体麻木，重着不遂，舌强语謇。治应祛风化痰，取半夏白术天麻汤意配僵蚕、天南星、白附子之类，或另吞指迷茯苓丸。

若表现为痰浊之候，而无明显火象者，其证形体多肥，面色黄滞，头昏重，胸闷气短，痰多黏白，咯吐不利，嗜睡，泛恶，口黏多涎，舌强不和，苔白腻，脉沉滑。治当燥湿化痰、泄浊开痹，可用二陈汤、瓜蒌薤白半夏汤等。气逆加旋覆花、紫苏子；嗜卧加胆南星、石菖蒲、远志、矾郁金。这类证候，有的可进一步化火，但在本质上，每与脾气虚弱有关，若久延脾虚之证趋向明显者，当转予甘温补脾以治本。

（三）火盛者有清肝泻火与兼泄心肾之别

火盛主要由于肝旺，故治当苦寒泄降，清肝泻火。病势轻者清之即平，如牡丹皮、栀子、黄芩、夏枯草、槐花、车前子、泽泻之类；重者非泻不降，可用龙胆草、大黄、决明子等品。若心烦易怒，寐差多梦，母令子实者，当本着“实则泻其子”的方法，配合泻心的黄连、木通、莲子心。另一方面，因相火生于肾而寄于肝，如下焦相火偏亢，而致肝火上炎者，又当兼泻相火，配合知母、黄柏之类。此外，火起于郁者，还当注意佐以疏泄，酌配柴胡、白蒺藜、川楝子。

（四）注意辨别泻火与滋阴的应用

肝阳偏亢的实火，终必耗伤肝肾之阴，肝火仅是暂时性的标实，阴虚才是

根本性的原因。因此，苦寒泻火之法，不可久用，宜与甘寒滋阴药配合。若久用、单用苦寒药而不加佐治，则苦从燥化，反致伤阴。

若病程已久，标实症虽然比较突出，但泻之不应者，可能为虚中夹实。如患者表现出明显的阴伤之症，更当以滋养肝肾为主，用知柏地黄丸、大补阴丸之类，杞菊地黄丸、复方首乌丸亦可酌情选用。心阴虚的患者合用补心丹，药如天冬、麦冬、玉竹、黄精、柏子仁、枣仁。

即使在实火明显的情况下，经用苦寒泻火药得效后，亦当滋养肝肾心阴，以谋巩固，否则仅能取效一时，而易于反复。

（五）辨阴阳失调导致气血紊乱之治

脏腑阴阳失调，必导致气血失调。高血压病患者多为阴虚阳亢之体，故调气应避免香燥辛散，和血多用凉润和平，忌破血。肝主疏泄，又主藏血，与气血关系最密，且为本病的主病之脏，故调气以平降、疏利肝气为要，和血亦多选入肝之品。由于气血失调是多种因素所导致的病理变化，且每与风阳痰火相因为患，故调气和血常与息风、潜阳、清火、化痰诸法配合使用，但须按其主次选方用药。正虚者，又当与养血、益气等补益法配合。临床观察凡在病程某个阶段，风阳痰火不著，正气亦未大伤，表现气血失调之候者，采用调气和血为主的治法，疗效堪称满意。

如肝气郁结，胸胁苦闷痹痛，气不得展，或周身窜痛者，须理气解郁，仿丹栀逍遥意，用柴胡、青木香、枳壳、郁金、绿萼梅配合牡丹皮、栀子、黄芩等升散肝经郁结的气火，此法施于有精神紧张症状者甚合；如气血上逆，头重腿软，面赤，颜部筋脉跃起者，当顺降气血，诱导下行，用怀牛膝、茺蔚子、大小蓟、灵磁石、代赭石等药；若血瘀络痹，四肢麻木者，当活血和络，用鸡血藤、天仙藤、当归须、赤芍、红花、桑寄生之类；若心血痹阻，胸膺闷痛，唇黯舌紫者，当活血行瘀，用桃仁、红花、丹参、姜黄、乳香、没药、失笑散、山楂等品，佐以青木香行气，如检查有高血压心脏病或主动脉硬化者可采用之。

（六）辨温补脾肾变法之应用

温阳补气法多用于高血压病后期，患者病程较久，阴伤及阳，导致阳虚之证。温补法的具体运用，当区别脾虚和肾虚的不同，分别处理。

脾气虚者，多见于肥胖之人，形盛气衰，“土不栽木”而致风木自动。一方面积湿生痰停饮，而见标实之候，表现为“气虚痰盛”；另一方面又见中气不足、脾阳衰弱的虚象，其病程久延之后，则尤为明显。当标实为主时，当化痰，但如虚象为主时，就必须用甘温补脾之法，予参、芪、苓、术之类，补气以杜痰源，兼以化痰治标，仿六君子汤意培土栽木。若饮象明显，畏寒、心悸、呕吐痰涎、浮肿者，应合苓桂术甘汤以温阳化饮。这类证候可见于高血压心脏病伴有心衰之患者。

肾阳虚者，多属肝肾阴虚后期进一步的发展，此时不但阴中之水虚，阴中之火亦虚，以致火不归宅，虚阳浮越于上。治当温养肾气，潜纳虚阳，使虚火得归。由于阳生于阴，阴伤及阳，故当兼予补阴以配阳，可以金匮肾气丸为基础方，阴阳并补。方中附桂虽属辛温，但可籍其温阳之力以运动血脉之循行，附子功能强心，故对高血压病后期心肾阳衰者，尤有较好的作用。若妇女因肝肾不足而冲任不调，月经失常者，可用二仙汤加减。二仙汤对妇女更年期高血压而见肾阳不振者，可以起到极为明显的疗效，临床也试用于男性高血压见肾阳虚者，对其他患者的血压亦可获得较大幅度的下降。此外，在用补阳滋阴剂时，当少佐知、柏等苦寒泄降之品，以制温药刚燥之性，避免伤阴，还寓有“从治”之意，有利于诱导虚阳的潜降。

五、临证要点

（一）分证治疗必须注意病情的动态变化与个体差异

高血压病从风阳、痰火、气血失调、阴虚、阴阳两虚 5 类证候立法选药，可以适用于大多数病例。但必须注意其证型的相对稳定和演变转化的两重性，药随证转是非常必要的。曾见少数患者因病证变化而前后服用过不同的处方，均获降压疗效，就说明了这一点。

（二）调整阴阳可以降低血压，改善临床症状，延缓病情进展

血压升高往往是机体阴阳的动态平衡失调所致。临床采用各种治法方药，调节阴阳归之于平，常可有效降低血压，对巩固降压疗效起到积极作用。临床所见，改善症状与降低血压并不完全一致，多数病例症状减轻而血压亦降。部分患者，特别是后期病例，经长期治疗虽自觉症状基本消失，但血压仍保持在

高于正常的状态，对此必须有足够的认识。尽管如此，症状改善对延缓病情的发展，是不容忽视的。

（三）标实与本虚每多错杂，治当酌情兼顾

本病有虚有实，标实可导致本虚，本虚又可产生标实，阴虚和阳亢是矛盾对立、互为影响的两个方面。因此在治疗时，原则上应当标本兼顾，予以潜阳、滋阴。一般病程不长，年壮体实，标证为急者，多以治标为主；久病正虚明显，年龄较大者，以治本为主。同时应随着疾病先后阶段病理的演变、虚实的转化做相应处理。风、火、痰的实证多是暂时的，一旦标证缓解，就应转向治本，巩固疗效，不能攻伐太过。

引起标实的风、火、痰三者，既多错综并见，又易互为影响演变，因此，息风、清火、化痰常须综合使用。关于本虚，虽有肝、肾、心等区别，但亦互有影响，兼夹并呈。由于肝的阴血不足，阳亢火旺，而上及于心，下病及肾，常表现肝肾、心肝、心肾同病。因此，柔肝、滋肾、养心，亦多兼顾并施。

（四）温清并用法

若肝肾不足，阴虚及阳，当阴阳并调，温清并用，在温阳药中加入滋阴药物，阴中求阳，滋阴济阳，并佐以苦泄之品，以防温药助阳伤阴之弊，诱导虚阳潜降。通过温清并用，达到阴阳并调的目的。

六、清温异治高血压病验案

周仲瑛教授认为，临床既不能单纯以血压升高作为辨证的主导，更不能把高血压病与阴虚阳亢等同对应，必须重视整体观念，针对临床表现深入辨证，特别是对清温异治高血压病的疗效机理，更具有重要的理论研究价值。

【病案1】清火化痰法

赵某，女，51岁，工人。

病史摘要：高血压病起于产后，迄今已26年，每逢冬季加重，近1年来舒张压常在100 mmHg左右。

初诊：1997年1月2日。今测血压195/105 mmHg。自觉头痛，胸闷时痛，

间有手麻，心烦口干，颜面潮红，苔黄薄腻，脉细滑。拟从痰火内盛治疗。处方：夏枯草12g，炒黄芩10g，竹沥半夏10g，胆南星6g，泽泻15g，海藻12g，炙僵蚕10g，汉防己12g，天仙藤12g，生龙骨（先煎）12g，生牡蛎（先煎）25g，知母10g，炒栀子10g。水煎服，每日1剂。

二诊：1997年1月20日。药后头痛已除，头昏不著，仍感胸闷，手麻，面浮，面部潮红，口干明显，舌质暗、苔薄腻有黏沫，脉细滑。测血压148/96 mmHg。治以清火化痰、调气和血。前方加玄参12g，鸡血藤10g。水煎服，每日1剂。

三诊：1997年2月20日。近来血压下降稳定，且头昏基本消失，手不麻，有时面部潮红，舌质暗红、苔薄黄，脉细滑。测血压140/86 mmHg。治守前法巩固。原方去栀子。水煎服，每日1剂。

按语：患者病起产后血亏，肝木失养，肝旺生火，火炎灼津成痰，而成痰火内盛之证，故临床表现为头昏、面红心烦、舌红苔腻、脉滑等症；气血失调，络脉不和，则见手麻、面浮。据证立法，治当化痰、清火，药用夏枯草、黄芩、栀子、泽泻泄肝火，胆南星、海藻、僵蚕、竹沥半夏清痰火。苦寒直折虽为正治，但肝火燔灼日久，终必耗伤肝肾之阴，患者已有口干、脉细等伤阴之势，故方中配伍知母、玄参滋阴清热，汉防己、天仙藤、鸡血藤调气和血。组方选药，紧扣病机疗效堪称满意。由此可见，对于高血压病的辨治，切不可囿于“阴虚阳亢”一端，尚有因痰火内盛所致者。朱丹溪说“无痰则不作眩，痰因火动，又有湿痰者，有火痰者”，当详审细辨。

【病案2】温养肝肾法

潘某，女，63岁，工人。

病史摘要：患有原发性高血压20余年，常服中西药治疗，但血压始终升降不定，且呈逐渐上升趋势［（170～202）/（100～125）mmHg］。

初诊：1997年2月15日。头昏胀，视物模糊，左侧目睛转动欠灵，左手足清冷不温，左臂乏力、难持重物，肢麻，腿足酸软，足底酸痛，舌苔薄、质淡，脉细。血压170/125mmHg，肾功能正常。肾阳亏虚，肝失温养，风木内动，气血失调。处方：淫羊藿10g，仙茅10g，巴戟天10g，当归10g，炒杜仲15g，桑寄生15g，川芎10g，枸杞子10g，生地黄10g，天麻10g，鸡血藤12g，怀牛膝10g，灵磁石25g。7剂，水煎服，每日1剂。

二诊：1997年2月22日。药后头昏胀、怕冷减轻，左足冷，左半侧胸闷，嗳气为舒，右目模糊，苔薄、舌质淡。测血压160/96mmHg。温养肝肾有效，原法巩固，原方加青木香6g。水煎服，每日1剂。

三诊：1997年4月16日。药服1个月，停用3周，头昏不显，左手臂酸软麻木、手掌浮肿，左下肢筋脉牵引疼痛，足底酸痛，行走不利，苔薄、舌质淡，脉细。测血压160/90 mmHg。肝肾亏虚，气血失调，仍予温养。2月15日方去生地黄、灵磁石，加天仙藤12g，豨莶草15g。水煎服，每日1剂。

四诊：1997年5月28日。服药1周后血压146/84 mmHg，连服月余，血压稳定，未见波动，今测血压142/84mmHg，但左侧足膝关节仍酸胀，下肢筋脉拘急，足底酸痛，行走不利，左手臂时有麻胀，苔淡黄薄腻、舌质暗紫，脉沉细。肝肾不足，阴中火衰，守法巩固。此后常来调治，血压始终在正常范围，用药虽略有随症加减，但治法始终不变，至今效果堪称显著。

按语：本例为用温养肝肾法的典型个案，使患者血压长期稳定在正常范围，提示阳虚高血压有其特殊的发病机理，与阴虚及阳似同而实异。因肾阳亏虚，阴中火衰，既可致火不归宅，虚阳浮越于上，并可因肾虚不能温养肝木，助其生发条达，而至虚风内动。通过温养肾气，可以起到潜纳虚阳、导火归宅、养肝息风、温通气血的目的。

【病案3】温清并用法

李某，女，38岁，职员。

病史摘要：患高血压病年余，检查属原发性，常服山绿茶片治疗，但效果不明显。

初诊：患者自觉颈部僵硬酸痛，时有心中虚悬，意识模糊，胸部闷塞不舒，头昏，偶有肢麻，双下肢清冷发凉，经行超前，量少色暗，舌苔黄薄腻，舌质暗，脉沉细。血压160/100 mmHg。证属肝肾不足，阴虚及阳。处方：淫羊藿10g，仙茅10g，巴戟天10g，当归10g，黄柏10g，知母10g，生地黄10g，桑寄生15g，川芎10g，葛根10g，天麻10g，白蒺藜10g。7剂，水煎服，每日1剂。

二诊：药服7剂，血压降至140/85 mmHg左右，反觉头目不清，疲劳乏力，双下肢冷，舌苔薄黄，脉细，口唇紫。仍从阴虚及阳、肝肾不足治疗。原方改知母5g，加枸杞子10g。继服7剂。

三诊：血压120/76 mmHg，两足怕冷减轻，手不麻，经行先期不畅有块，舌苔淡黄薄腻，舌体稍胖，脉细。肝肾不足，阴虚及阳，仍当阴阳并调。处方：淫羊藿 10g，仙茅 10g，当归 10g，黄柏 10g，知母 9g，巴戟天 10g，川芎 10g，炒杜仲 12g，桑寄生 15g，怀牛膝 10g，益母草 10g，青木香 10g，天麻 10g。药服 7 剂，血压稳定。

按语：本案临床表现为肾阳亏虚，肝失温养，理应治以温养肝肾，但因与月经先期，量少色暗有其内在关系，故同时从阴血不充，阴虚及阳、冲任失调考虑，取二仙汤加生地黄阴中求阳，滋阴济阳，并佐知柏苦泄之品，以防温药助阳伤阴之弊，用其“从治”之意，诱导虚阳的潜降，通过温清并用，达到阴阳并调的目的。

上三案，一清一温，一则温清并用。案 1 在清火的同时重视化痰，案 2 纯以温养肝肾阳气为主，案 3 则阴阳并调。治法方药虽然有别，但皆取得显著的降压与症状疗效，使血压处于持续正常水平，显示了同病异治的实用价值，为探讨不同治法的疗效机理提出了客观实例。三案均注重了气血失调的病理变化：案 1 属于实证，故重在调气和血，药如天仙藤、鸡血藤；案 2、案 3 均属虚证，故予温运气血，药如当归、川芎，使气血冲和，阴阳自平。

（郭灵龙）

第二部分　名医验方

此部分为我院医生跟随各级名老中医学习后，总结的各位名老中医临床中行之有效的经验方。

徐景藩验方

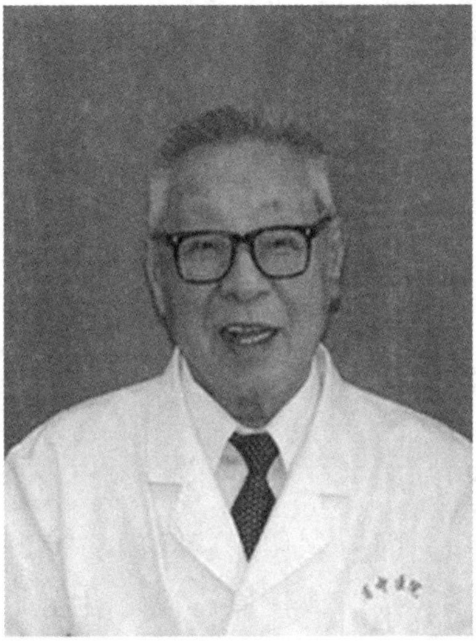

徐景藩（1927—2015），男，江苏吴江人；江苏省中医院主任中医师，南京中医药大学教授，全国老中医药专家学术经验继承工作指导老师；1992 年享受国务院政府特殊津贴，1994 年被评为全国卫生系统先进个人，1996 年获全国白求恩奖章，2009 年获首届“国医大师”荣誉称号。

徐老出身中医世家，自小学毕业即随父徐省三学医，秉承家业，后又拜江浙名医朱春芦为师，弱冠即悬壶乡里。1952 年考取北京医科大学，系统学习西医 5 年，1957 年毕业后在江苏省中医院工作。徐老从医 70 载，博览群书，精通医典，前后跟随孟河马培之传人马泽人、吴门曹氏传人曹鸣高、孟河名医脾胃病家张泽生、肝病大家邹良材等名医大家，悉心学习，博采诸家众长，尤其对吴门和孟河医学有很深入地研究，中西并融，学验俱丰，在脾胃和肝胆病的理论和实践方面创立了许多学术观点和诊治方法。临床中对食管病创“藕粉糊剂方”卧位服药法；治胃病主张从三型论治，创“残胃饮”治疗残胃炎症；治溃疡性结肠炎创“连脂清肠汤”内服加“菖榆煎”保留灌肠法；脾胃病治疗重视疏肝理气，用药注意刚柔相配、升降相须等。

残胃饮

组成：炒白术 10g，炒枳壳 10g，炒白芍 10g，制香附 10g，柴胡 6g，五灵脂 6g，石见穿 10g，刀豆壳 15g，柿蒂 10g。

功能：和胃消痞，降逆通瘀。

主治：残胃炎症。症见胃脘痞胀、隐痛、口苦、饮食减少、乏力等。

方解：白术甘苦，有补益脾胃，燥湿和中之功。白芍苦酸，入肝脾经，与白术同用，能补益脾胃，缓急止痛，养血柔肝，使柴胡、香附等疏肝抑木之品不致损伤胃气。枳壳下气行滞而消痞胀，一方面与白术同用，取“枳术丸”之义，寓通于补，通补兼施；另一方面配柴胡，升清降浊，使脾胃调和，痞满得除。五灵脂是治疗胃脘久痛入络的良药，与香附同用又名“五香丸”，使气血兼行，通气滞而行瘀，配石见穿散瘀活血定痛。石见穿清郁热而行瘀醒胃，刀豆壳、柿蒂和胃降逆下气。综合全方，具有益气和胃，疏利降逆（降胆）、行气化瘀的功用。

加减：兼湿盛者，加藿香、佩兰、制川朴；兼郁热者，加黄连、浙贝母、蒲公英；偏于中虚气血不足者，加太子参、山药；兼阴虚者，加麦冬、石斛；兼食滞者，加炙鸡内金、焦神曲、麦芽；恶心呕吐者，加炒竹茹、橘皮；血瘀明显者，加紫丹参、桃仁、制大黄；胃镜检查见有胆汁反流可加丁香。徐老认为丁香与柿蒂相伍，有助于改善反流。

临证备要：残胃炎症多见于胃次全切除术后，因胃窦切除后幽门功能丧失，致胆汁反流，胃黏膜屏障作用被破坏而产生炎症，或使原有慢性炎症加重。胃中食物停留过短会影响腐熟功能，以致精微气血生化之源不足，脾胃升降失司，胃络瘀阻。病机以中虚气滞瘀阻为多，若不及时而恰当地治疗，其虚益甚，瘀阻日深，健康状况日衰，有恶变之势。上方 1 个月为 1 个疗程，可根据病情服用 1 ~ 3 个疗程，治疗效果以溃疡、慢性胃炎手术后的残胃炎较好，毕 I 式优于毕 II 式。胃癌术后可能尚遗留病根，甚至存在潜在转移病变，疗效略欠。

（时　乐、郭尧嘉）

单兆伟验方

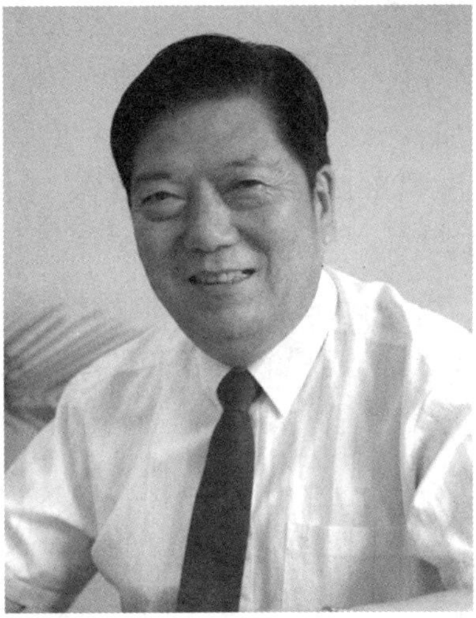

单兆伟，男，1940 年 10 月生，江苏南通人；南京中医药大学教授，博士研究生导师，江苏省中医院主任中医师，中华中医药学会脾胃病分会名誉主任委员，南京市中医药学会副理事长，全国老中医药专家学术经验继承工作指导老师，国家优秀中医人才研究项目专家指导委员会委员，享受国务院政府特殊津贴，江苏省名中医；获“江苏省第二届老百姓信任医疗专家”荣誉称号，2017 年 7 月被评为首批“全国名中医”。

单老长期从事中医脾胃病理论、临床和实验的研究工作，曾师从全国著名脾胃病专家孟河医派传人张泽生教授 20 余年，尽得薪传；1991 ~ 1994 年拜国医大师徐景藩教授为师苦学三载，兼收并蓄。单老擅长内科杂症，尤其是脾胃系疾病的诊疗，创制理气和胃口服液、清幽养胃胶囊、和胃胶囊、仁术健胃颗粒等一系列行之有效的中药特色制剂；主持包括国家自然科学基金课题在内的省部级以上课题 8 项，获得省部级奖项 12 项，取得国家发明专利和新药证书各 1 项；主要论著有《中医临证与方药运用心得》《内科常见病中西医综合治疗》《实用中医消化病学》《中医内科学》《中医胃肠病学》《中医内科临床思维与方法》《孟河医派传人：单兆伟医疗经验集》等 10 余部。

柴芩护膜汤

组成：柴胡 5g，黄芩 10g，法半夏 6g，太子参 15g，生甘草 5g，白芍 15g，炒枳壳10g，煅乌贼骨15g，白及10g，木蝴蝶2g。

功能：疏肝和胃，制酸护膜。

主治：反流性食管炎之肝气郁结、胃失和降证，胃镜检查可见食管黏膜损害（炎症、糜烂、溃疡）之象。

方解：柴胡疏肝，黄芩清热，柴胡轻清升散，黄芩苦寒清降，二者一升一降，共同调畅气机；法半夏和胃降逆，散结消痞；太子参益气生津，可防半夏之温燥伤津；生甘草益气清热，祛痰利咽，调和诸药；白芍养肝柔肝；枳壳理气除痞，化痰散结；木蝴蝶、煅乌贼骨制酸护膜，其中木蝴蝶还可疏肝利咽，煅乌贼骨还可收敛止血，收湿敛疮；白及止血生肌，合煅乌贼骨共同促使食管黏膜的修复。诸药配伍，升降有序，燥润相济，寒热平调，共奏疏肝和胃，制酸护膜之功。

加减：反酸有痰热者，加浙贝母、煅瓦楞子、海蛤壳，三者既可制酸护膜，又可化痰；肝火旺者加左金丸泄肝和胃；脾胃虚寒之嗳气胀满较甚者，改太子参为党参，加用青陈皮以消胀，甚则加附子以温中散寒除满；湿热中阻者，加黄连、泽泻、茯苓、青陈皮上下分消，取东垣中满分消丸之意；属食积者，加用炒谷麦芽、炒莱菔子、炙鸡内金、神曲、山楂等消导之品；胸痛、胃脘痛甚者，加延胡索、郁金、九香虫等；大便干结难解，加莱菔子，决明子；便溏腹泻者，加炒山药、葛根、建曲、荷叶升清止泻；咽部异物感者，加藏青果、桔梗利咽化痰；吞咽不利者，加急性子、鹅管石、威灵仙、王不留行等宣通食管之品；内镜下见黏膜糜烂出血，或黑便者，加三七粉、白及粉，以藕粉调服。

临证备要：柴芍护膜汤是由经方小柴胡汤、四逆散加减而成，但我们在临床应用时并未囿于上两首经方方后加减法的运用范畴，而将方中太子参、甘草、炒枳壳等药也进行了临证变化。太子参亦可用党参、生晒参、红参、西洋参等药替换，甘草可根据病情需要而选用生甘草和炙甘草，腹胀甚者炒枳壳亦可改为炒枳实，半夏可根据炮制作用不同而选用法半夏或姜半夏。

（时　乐）

芪竹方

组成：黄芪20g，玉竹15g，灵芝10g，法半夏6g，白花蛇舌草15g，仙鹤草 15g，炒薏苡仁 15g，莪术 10g。

功能：益气养阴，化痰祛瘀，清热解毒。

主治：消化道肿瘤术后，尤其是行化疗的胃癌术后气阴两虚者。

方解：方中黄芪、玉竹为君，益气养阴，补虚扶正。炒薏苡仁、法半夏、灵芝为臣，其中薏苡仁、法半夏燥湿运脾，灵芝“疗虚劳”助君药扶正固本。现代研究表明薏苡仁主要的活性成分薏苡仁酯、薏苡仁油等有着很强的抗肿瘤作用。莪术、仙鹤草、白花蛇舌草活血化瘀、清热解毒，此三药均对多种肿瘤细胞有抑杀作用。《中药亲试记》云“通活气血，其补破之力皆可相敌，气血不受伤损”，认为莪术、黄芪同用，可使瘀血之化加速。本方至平至缓，共图益气养阴、化痰祛痰、清热解毒之功。

加减：胃脘痛属气滞者，选配枳壳、枳实、木香、陈皮等，痛甚者用九香虫；胀满嗳气属湿热者，予炒苍术、厚朴、陈皮等；恶心呕吐者，改法半夏为姜半夏，或加用连苏饮（黄连、紫苏叶、吴茱萸、白蔻仁）温胃降逆止呕；泛酸者，加煅乌贼骨、煅瓦楞子、浙贝母制酸护膜；内镜下见吻合口黏膜糜烂出血，或黑便者，加三七粉、白及粉，以藕粉调服；脾虚泄泻者，可酌加炒山药、煨葛根、煨木香、荷叶等健脾升清之品；运化不力者，加焦六曲、炒山楂、炙鸡内金消导助运；便秘者，加莱菔子、决明子以行气通便而不伤阴。

（时　乐、赵宇栋）

清幽养胃汤

组成：党参 15g，白术 15g，白芍 20g，佛手 10g，丹参 15g，当归 10g，黄芩 10g，仙鹤草 15g，焦山楂 12g，六神曲 12g，甘草 5g。

功能：益气活血，清幽养胃。

主治：幽门螺杆菌感染性胃、十二指肠炎症，溃疡病辨证属脾虚气滞血瘀证者。

用法：水煎服，每日 1 剂，早晚分服。2 个月为 1 个疗程，每疗程间隔 1 周。

方解：方中以党参、白术健脾益气固本；白芍，微苦能补阴，略酸能收敛，与白术相伍，刚柔相济，柔肝安脾；佛手理气顺气柔肝，理气而不伤阴，用之谨遵叶桂“忌刚用柔”之训；丹参养血活血，既能祛瘀，又不易伤正破血，《神农本草经》云其“主心腹邪气，寒热积聚”，现多用于脘腹痛证，“一味丹参，功同四物”；当归活血养血润肠通便，《本草纲目》谓其能治“心腹诸痛，润肠胃”。黄芩苦寒，善清胃热，《名医别录》云：“疗痰热，胃中热，消谷，利小肠”；仙鹤草苦、涩、平，清热、和血、健脾、补胃，可用于胃炎、溃疡病的出血、糜烂，二药相伍，乃相辅相成，增强清泄中焦之力，又无黄连、黄柏苦寒败胃之弊，现代研究表明两者抑杀 Hp 作用较强。山楂、神曲消食导滞助运；甘草调和诸药，亦能补益脾气，合白芍寓酸甘化阴之义。诸药合用，标本兼顾，补虚祛瘀，共奏益气活血，清幽养胃之功。

加减：脾虚较甚暂不受补者，先用太子参清补探路，俟后改用党参；加大益气健脾力度可酌增茯苓、黄芪等品；胃胀满甚者，加青陈皮以消胀；湿热中阻甚者，白术易苍术，加厚朴、炒薏苡仁；消化不良食积者，酌加炒谷麦芽、炙鸡内金等消导之品；伴有异性增生或肠上皮化生者，加莪术、白花蛇舌草、半枝莲等品；内镜下见黏膜糜烂出血，或黑便者，加三七粉、白及粉，以藕粉调服。

临证备要：幽门螺杆菌（Hp）是一种重要的胃病致病因素，其与胃炎、溃疡病的关系已被明确，西医的抗菌治疗根除率虽高，但其复发率、耐药性及副作用等问题不可小视。从中医角度来看，Hp 当属中医“邪气”范畴，“正气存内，邪不可干”“邪之所凑，其气必虚”，脾胃之气不虚，则 Hp 也无以生存，或即使存在也不致病。因而其病因病机不出本虚标实两端，脾胃虚弱、正气不足为其本，气滞、血瘀、湿阻为其标，故治疗以健脾益气活血立法。

（时　乐）

芪芩乌贝汤

组成：黄芪 10g，炒白术 10g，法半夏 6g，麦冬 15g，黄芩 10g，仙鹤草 15g，薏苡仁 15g，煅乌贼骨 15g，浙贝母 6g，白及 10g，木蝴蝶 2g。

功能：益气清化，抑酸护膜。

主治：糜烂性胃炎之脾胃气虚，湿热内蕴证，内镜下可见胃黏膜糜烂受损，呼气检测见幽门螺杆菌感染。

方解：方中黄芪配白术能益气健脾，健固中焦，治其本；半夏配麦冬取

“麦门冬汤”之意，养胃生津而无滋腻之弊，半夏伍麦冬降逆止呕而无温燥之嫌，两药刚柔相济，润燥相宜，具有生津养胃、醒脾开胃、和胃降逆之功；黄芩苦寒，善清胃热，仙鹤草清热化湿、活血、健胃补虚，二药相伍，相辅相成，既增强清泄中焦之力，又无黄连、黄柏苦寒败胃之弊端，亦可抑杀幽门螺杆菌；薏苡仁助芪术健脾，化湿散结消肿，缓解胃黏膜炎症反应；乌贼骨、浙贝母相合，抑酸止痛，敛疮生肌，能中和胃酸，升高胃内 pH 值；白及、木蝴蝶能护膜生肌，促进损伤黏膜的修复。诸药配伍，清补结合，燥润相济，标本并治，共奏益气清化，抑酸护膜之功。

加减：兼有血瘀者，加莪术或丹参；气滞胀满较甚或食入则胀者，加佛手、炙鸡内金；胃痛甚者可酌加炒白芍、延胡索、九香虫；兼有情志不畅、痛连两胁者加醋柴胡、合欢花；胃中虚寒者，加干姜；舌苔厚腻，口干苦，湿邪较重者，去麦冬、黄芪、白术，加厚朴、炒苍术；胃阴虚，舌干红少苔者，加玉竹、石斛；内镜下见黏膜糜烂出血，或黑便者，加三七粉、白及粉，以藕粉调服；大便干结难解，加莱菔子、决明子；便溏腹泻者，加炒山药、煨葛根、建曲、荷叶升清止泻；夜寐不安者加百合、夜交藤。

临证备要：芪芩乌贝汤一方为标本兼治之方，临证时需细辨虚实之多少，详查湿热之轻重，处方用药需随症化裁。疾病初起，湿热之象明显，脾虚不著，可酌加清热祛湿之品，薏苡仁多生用，必要时去麦冬、黄芪等助湿之物，针对湿与热的轻重分药投之。随着病情发展及治疗，脾虚之证渐显，顾护后天之本尤为重要，需酌减清化之品，加大健脾力度，黄芪亦可选用炙黄芪。抑酸护膜之品无论虚实寒热用之皆无不可。治疗过程中要注意顾护胃气，避免用药过于苦寒或过于温燥，应如吴鞠通所言“治中焦如衡，非平不安”。

（时　乐、王丽华）

养阴和胃护膜方

组成：北沙参 15g，炒白术 10g，法半夏 6g，麦冬 10g，茯苓 12g，砂仁（后下）3g，荷叶 5g，木蝴蝶 3g，乌贼骨 15g，浙贝母 6g，白及 10g。

功能：养阴和胃，开郁化痰，抑酸护膜。

主治：反流性食管炎之气阴两伤，痰气郁结者。

方解：本方以沙参麦冬汤及启膈散化裁而来。方中北沙参、炒白术为君药，二药相伍，养阴益胃，健脾补气，脾胃气阴充复，则健运为常，而无生痰之源。麦冬甘、微苦、寒，养阴润燥，益胃生津，《本草正义》曰其“为补益胃津之专品”；半夏辛温，功在和胃降逆，化痰止呕，两药刚柔相济，润燥相宜，具有生津养胃，醒脾开胃，降逆止呕之功。茯苓、砂仁祛湿化痰散结而通贲门，砂仁兼能理气和胃。荷叶升清降浊，和胃降逆。木蝴蝶清肺利咽，疏肝和胃。乌贼骨味涩、性微温，能收敛止血，有中和胃酸的作用；浙贝母具有中和胃酸，抗溃疡作用，二药合用即乌贝散，抑酸止痛，敛疮生肌。白及质黏，既清泄又补收，对食管及胃肠黏膜有保护作用。方中木蝴蝶、乌贼骨、浙贝母、白及均有“护膜”之功。诸药合用，润燥咸宜，消补兼施，标本同治，共凑养阴和胃，开郁化痰，抑酸护膜之功。

加减：反酸甚者，加煅瓦楞子；脘胀嗳气频繁者，加佛手、枳壳；口干明显者，加玉竹，石斛；气虚明显者，改北沙参为太子参；情志抑郁不疏者，加合欢花、绿萼梅、玫瑰花；两胁痛明显者，加川楝子、延胡索；胸痛血瘀明显者，加丹参、当归；大便干结者，加莱菔子、决明子；大便稀溏者，加葛根、马齿苋；失眠明显者，加百合、夜交藤、酸枣仁。

（时　乐、严　湖）

健脾清络饮

组成：太子参 10g，炒白术 10g，赤芍 10g，炒白芍 15g，当归炭 10g，炒薏苡仁 15g，炒扁豆 10g，炒山药 10g，仙鹤草 15g，石榴皮 10g，石菖蒲 10g，炒黄芩 10g，炒枳壳 10g，生甘草 5g。

功能：健脾化湿，清肠和络。

主治：溃疡性结肠炎之脾虚湿热证，症见腹泻、腹痛、便脓血等症。肠易激综合征、慢性腹泻如属脾虚湿热证亦可化裁用之。

用法：每日 1 剂，分煎 2 次，取药液 250mL，分 2 次口服。

方解：本方由参苓白术散合黄芩汤化裁而来，从功效看可分为健脾理气类（太子参、炒白术、炒薏苡仁、炒山药、炒扁豆、炒枳壳）、清肠和络类（炒黄芩、赤芍、炒白芍、当归炭、仙鹤草、石榴皮、石菖蒲）。此方特色用药为石榴皮、石菖蒲，古谓“痢无止法”，石榴皮涩肠止泻，又有较强抗菌作用，可根据病证需求调整用量，起效甚佳；石菖蒲，其气芬芳，味微苦，性微温，有豁痰开窍、祛湿化痰、疏风活络、清热解毒、理气活血等功用。赤芍、白芍同用，既可活血清络，又可养血和营、缓急止痛，配合当归行血活血，仿洁古芍药汤“行血则便脓自愈”之意。

临证备要：此方为标本兼治之方，临证时需细辨虚实之多少，详查湿热之轻重，处方用药需随症化裁。疾病初起，湿热之象明显，而脾虚不著，可酌加清热祛湿之品，必要时去参、术等品；便脓血症状显著者，可配合灌肠治疗，处方以白及30g、石菖蒲30g、生地榆30g，浓煎，每次100mL，高位保留灌肠，使药液直达病所，生肌愈疡，清肠止血。随着病情发展及治疗，脾虚之证渐显，此时顾护后天之本尤为重要，需酌减清化之品，加大健脾力度。治疗过程中要注意顾护胃气，避免用药过于苦寒或过于温补，应如吴鞠通所言“治中焦如衡，非平不安”。

（时　乐）

参麦芩苡汤

组成：太子参15g，炒白术10g，麦冬15g，法半夏6g，黄芩10g，炒薏苡仁15g，仙鹤草15g，白花蛇舌草15g。

功能：益气养阴，清热利湿。

主治：慢性萎缩性胃炎气阴两伤兼湿热中阻证。

用法：每日1剂，分煎2次，取药液250mL，分2次口服。3个月为1个疗程，连服2个疗程。

方解：方中以太子参为君药，其为清补之品，不仅能益气健脾，且能养阴生津；炒白术益气健脾，与太子参配伍，增强补益之力；麦冬滋养胃阴，与法半夏配伍，取“麦门冬汤”之义，养阴生津而无碍胃之弊，和胃降逆而无温燥之虞，共凑养阴和胃之功；黄芩清热燥湿，且其性不及黄连之苦寒，与法半夏合用，取半夏泻心汤辛开苦降之义，再佐以利湿而不伤阴之薏苡仁，三药共凑苦辛寒佐淡渗以祛湿热之功，正所谓“总以苦辛寒治湿热，以苦辛温治寒湿，概以淡渗佐之（《临证指南医案》）”；仙鹤草清胃热、益胃虚，白花蛇舌草清热解毒利湿，且能防癌抗癌，为佐使之用。诸药配伍，标本兼顾，补气而不滞气，养阴而不碍胃，清热而不苦寒，利湿而不伤阴，共建益气养阴、清热利湿之功。

加减：神疲乏力者改太子参为党参，加炙黄芪；舌红少苔者加玉竹、石斛；舌苔厚腻者去麦冬，加苍术、厚朴；热重于湿者改炒薏苡仁为生薏苡仁；兼肝气不舒者去太子参，加柴胡、炒白芍；胃胀明显者加炒枳壳、佛手；胃痛明显者加延胡索、九香虫；反酸明显者加乌贼骨、浙贝母；口有异味者加佩兰、石菖蒲；大便溏薄者去麦冬，加炒山药、煨葛根；大便干结不畅者加决明子、莱菔子。

临证备要：慢性萎缩性胃炎患者多久病脾虚，水谷运化失司，湿邪内生，阻滞中焦，郁而化热，湿热内蕴。湿属阴邪，其性缠绵，热属阳邪，湿热夹杂，缠绵难愈。湿热日久，易于伤阴，导致胃阴不足，出现气阴两虚，湿热夹杂的复杂病机。

（时　乐、严　湖）

孙浩验方

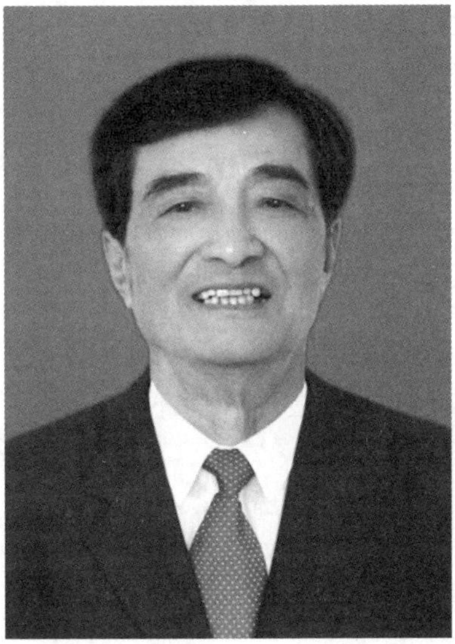

孙浩，男，1928 年 11 月生，原名孙亮臣，江苏仪征人；仪征市中医院主任中医师，南京中医药大学特聘博士研究生导师，江苏省名中医，江苏省“国医名师”，第四、五批全国老中医药专家学术经验继承工作指导老师，享受国务院政府特殊津贴，江苏省非物质文化遗产——仪征市“臣”字门儿科中医术第五代继承人。

孙老早年跟随其父孙谨臣学医，尽得薪传，后又跟随当代中医儿科泰斗江育仁教授，将其“运脾法”充分运用于临床。临证擅治内儿科杂症，尤专脾胃系和肺系疾病的诊疗，且擅长使用中医外治法治疗小儿厌食症、汗症、多动症、紫癜、夏季热、腹泻、疖肿、湿疹等儿科疾病。从事中医临床、科研、教学、管理近 60 年，主要论著有《孙谨臣儿科集验录》《医学存心录》，发表论文 160 余篇。

乐膳散

组成：焙五谷虫 50g，炒太子参 50g，茯苓 50g，炒苍术 30g，炒山药 50g，焦薏苡仁 30g，陈皮 30g，炒谷芽 30g，生山楂 30g。

功能：健脾和胃助运。

主治：小儿厌食症、疳气、营养不良。

用法：上药共研细末，瓶贮塞紧，置干燥处。1 岁每服 2g，2 ~6 岁每服3 ~

5g，加糖少许，开水调服。1 日 3 次，10 天为 1 个疗程，可连续服 2 个疗程。

方解：五谷虫出自《滇南本草》，味咸，性寒无毒，入脾胃经。早在宋及金元时代已作药用。宋《圣济总录》记载："六月去粪坑中蛆，淘净，入竹筒中封之待干，研末，每服一二钱，入麝香，米饮服之。"用治小儿诸疳。金代张子和用生蛆、木香、槟榔为散外敷，治痈疽疮疡。明清及以后诸家，将本品与干蟾蜍列为治疳要药，长期沿用不衰。但近世本品被视为污秽不洁之物而摒弃不用，药店久无供应，儿科亦无人问津。20 世纪 80 年代后期，国外研究发现蝇体和蛆体内有一种抗菌活性蛋白，其抗菌效能高于抗生素若干倍。本品还含有多种消化酶，能帮助消化，故为运脾和胃之要药。

方中太子参、茯苓、陈皮、山药健脾益气，苍术、薏苡仁化痰利水，谷芽、山楂助运并能疏肝。方中多种药物均炒用或炒焦用以增强健脾之力；山楂生用，其味酸，能刺激胃酸分泌，增强消化酶的活性。诸药寒温相济，适合小儿稚嫩之体。全方研末作散，且加少许糖调服，口感亦佳。该方作用于脾胃，消中寓补，并具抗邪却病之效，充分体现了"运脾法"之"健脾不在补贵在运"的学术思想。

加减及临证备要：脾肺气虚者，加黄芪益肺固卫，母子同治，补中有运，无碍脾胃之虞；脾虚肝旺者，加白芍入肝敛肝，令肝气平，则脾气易和，令肝脾同治，其效相得益彰。此外，患儿在治疗中及治愈后，尚需合理安排营养，注意饮食有节，正如万全所语"使脾胃毋伤，则根本常固矣"（《幼科发挥》）。

（时　乐）

恬静散

组成：熟地黄 10～15g，山萸肉 10～15g，五味子 3～5g，枸杞子 10g，生白芍 10～14g，茯神 10～15g，炙远志 5～10g，生龙骨（先煎）20～30g，生牡蛎（先煎）20～30g，炙甘草 5g，淮小麦（煎汤代水）50～100g，大枣 3～5 枚。

功能：平肝滋肾，养心益脾。

主治：小儿多动症。

用法：上方为 1 日量，每剂煎 2 次，上下午各服 1 次，连服 10 天。继以本方 10 倍剂量为散，共研细末，每次 10g，1 日 2 次，加糖少许，开水调服。可连续服用3个月，无效停药。

方解：方中熟地黄、山萸肉、五味子滋养肾阴，枸杞子、生白芍柔肝养肝。肝与心包同属厥阴经，为神魂之所舍，若肝疏泄太过，必致心神失守，用茯神、远志、龙骨、牡蛎，意在宁心安神。方中甘草、小麦、大枣，为《金匮要略》“甘麦大枣汤”方，仲景用治“妇人脏躁，喜悲伤欲哭，像如神灵所作”，取其有养心宁神，甘润缓急之用。小儿“脾常不足，肝常有余”，本方用此三药，是培其不足，制其有余。因而在治疗小儿多动症时，应以治肝为主，滋补肾阴而取滋水涵木之义，然补益心脾在此病治疗中亦不应忽视，二者兼施，其效可相得益彰。

加减：若需加大滋肾力度，加龟板、鳖甲；加强平肝作用，加石决明、羚羊角粉、钩藤等；宁心安神，加酸枣仁、夜交藤；肝火偏旺，痰热内扰者，加鲜竹沥、海蛤壳、天竺黄、黄芩等。

临证备要：小儿多动症以“性躁”“多动”为特征，其病因病理与肝有直接关系。“肝者，将军之官”，其性刚直不阿，肝属风木之脏，其变多动不止。肝与肾有“乙癸同源”之义，肝之条达宣畅，必赖肾水以濡之。小儿“肾常不足”，水不涵木，肝失所养，故多肝气乖张之症。临床加减均遵循叶天士“介类以潜之，柔静以摄之，味取酸收，或取咸降”之意。在治疗过程中，尚须要求家长给以循循善诱，耐心教养，注意调节其情志活动，使之逐步由多动向自制转化。

（时　乐）

清暑解热饮

组成：鲜金银花10g，鲜冬瓜皮、西瓜皮（片厚约0.5cm，每片约掌心大小）各5～10片，鲜稻穗2把（或生谷芽10g），鲜荷叶1角。

功能：清暑解热，养胃生津。

主治：小儿夏季热。

用法：上药加水500mL，煎5～10min，煎成后稍加食盐、葡萄糖粉，俟冷，频频喂服。

方解：本方仿《温病条辨》“清络饮”之意，药用甘寒之金银花，清暑解毒；西瓜皮（含有西瓜翠衣）、冬瓜皮性甘寒，二者均可清热祛暑利水；稻穗甘平，能养胃生津；荷叶味稍苦，可泄热解暑。五味均使用鲜品，其清热解暑之效更著。“夏暑发自阳明”，荷叶与稻穗同用，有清养胃气之义。该方对小儿夏季热，较为对证。服用时酌加食盐、葡萄糖等，对小儿热证所引起的轻度脱水、电解质紊乱等症有明显缓解作用，且口感更佳，易于接受。

临证备要：小儿为稚阴稚阳之体，夏暑感邪发热，正不胜邪，暑热内闭，销铄津液，致使本病发生。运用本方煎汤频饮，既可清暑解热，又可养胃生津。成人及小儿“疰夏”亦可服之。本方五味均以鲜品入药疗效佳，如鲜品采取困难，干品亦可适当选用，剂量酌减，但效果稍逊。室内注意调节气温，并可常饮金银花露、荷叶露或绿豆汤等清凉甘润之品，以防复发。

（时　乐、高　军）

统血消癍汤

组成：党参 10 ~ 15g，炙黄芪 6 ~ 10g，茯苓 10 ~ 15g，炙黄精 10 ~ 15g，炙甘草 3 ~ 5g，炒谷芽 10 ~ 15g，当归 3 ~ 5g，熟地黄 5 ~ 10g，墨旱莲 10 ~ 15g，生白芍 15 ~ 20g。

功能：补益脾气、统摄血液。

主治：小儿慢性原发性血小板减少性紫癜。

用法：水煎服，每日 1 剂，早晚分服，15 天为 1 个疗程。待紫癜消退后，继以本方 10 倍剂量为散，共研细末，每次 5 ~ 10g，1 日 3 次，加糖少许，开水调服，可连续服用 3 ~ 6 个月。

方解：此方仿归脾汤意，以补益脾气、统摄血液为主。党参、黄芪、茯苓、黄精、甘草补益脾气，谷芽运脾和胃兼能疏肝，助补气诸药运用；当归、熟地黄和血养阴，当归“能引诸血各归其所当归之经”，是治疗血证不可或缺之药，然其气味辛香浓烈，不宜多用；墨旱莲、白芍味酸性收，功擅敛阴止血，吴仪洛谓墨旱莲“甘酸而寒，汁黑补肾，功善益血凉血”，白芍入肝脾二经，“补血，益肝脾真阴”，对于脾不统血、肝不藏血而致各种血证，用之甚佳。本方补而不滞，温而不燥，阴阳相济，寒温平调，适用于小儿“易虚易实、易寒易热”之体，从而达到化源充足、气血调和、血循经行、衄必自止的目的。本病病程较长，且有间歇期病情隐而不露的阶段，勿以为病已痊愈而中止治疗。

临证备要：小儿慢性原发性血小板减少性紫癜，症状类似于中医学之“肌衄”“虚斑”“阴斑”等，隶属“血证”之范畴，其病理因素常与荣卫虚损、火热发斑等有关。清代唐容川在《血证论》谓：“经云‘脾统血’，血之运行上下，全赖乎脾，脾阳虚则不能统血。”又谓：“食气入胃，脾经化汁，上奉心火，心火得之变化而赤，是之谓血，故治血者必治脾为主。”孙浩认为，小儿“脾常不足”，加之饮食失调，化源匮乏，以致气虚不摄，血溢于脾主部位（四肢肌肉）而为斑，伴有鼻衄、齿衄者，虽与肺、胃相关，但大多是母病及子，燥湿不济使然，亦当从脾治之。

（时　乐、高　军、朱明馨）

二子散

组成和用法：五味子、五倍子各等分，共研细末备用。每晚于临睡前取 10g，加温开水调拌，捏成如银圆大圆形药饼，紧贴脐窝，上覆洁净保鲜膜一块（较药饼大），外用纱布绷带裹腹，螺旋式从上腹裹至下腹，使之互相牵扯，以免药饼滑脱。次日清晨待儿起身后去绷带及药饼，当晚再如法，连敷 3 次为 1 个疗程。

功用：敛肺止汗。

主治：小儿汗证（多汗）。

方解：本散中五倍子味酸、咸、性寒，入肺、肾、大肠经。《本草纲目》云：“其味酸寒，能敛肺止血，化痰止咳收汗；其气寒，能散热毒疮肿；其性收，能除泻痢湿烂。”五味子味酸，性温，入肺、肾经。《医宗必读》谓其能“滋肾经不足之水，强阴涩精，除热解渴，收肺气耗散之金，疗咳定喘，敛汗固肠”。二药均入肺、肾经，其味皆酸。《伤寒论注》云“肺欲收，急食酸以收之，以酸补之”，故孙浩将二者用于肺虚出汗极为有效。用五倍子止汗，见于《本草求真》，该书谓：“常出自汗，睡中出为盗汗，用五倍子研末，津调填脐中，缚定，一夜即止也。”今将二药合用乃受朱丹溪“黄昏嗽方”（五倍子、五味子二药组成，功擅收肺保肾）之启发，认为二药合用有金水相生、母子同补之义，其功效倍于单味药。药性寒温相济，其性和平，对皮肤无刺激、过敏等反应。

临证备要：孙浩指出，小儿肌肤常表现为柔软湿润，身有微汗称“养身汗”，故小儿又名“汗团子”。本散所治之汗，系指自汗、盗汗与多汗。多汗指小儿寐时出汗，汗出如珠，沾湿衣衫，以头面、颈项、胸背为多，临床无明显气虚、阴虚证象，与盗汗、自汗不同，与养身汗亦异。

（时　乐、高　军、朱明馨）

扶正固表防感汤

组成：炙黄芪15g，太子参12g，山药10g，炒白术10g，茯苓10g，五味子6g，防风5g，陈皮6g，炒枳壳6g，炙甘草5g。

功能：补气扶正、固表止汗。

主治：肺脾气虚之证。症见易反复感冒，自汗盗汗，恶风，面色萎黄乏华，形体瘦弱，神疲乏力，四肢欠温，心悸气短，纳呆食少，大便稀薄，舌质淡，舌苔白，脉细弱。

用法：每日1剂，煎煮2次，合约200mL，分2次服用，早晚各1次。

方解：方用黄芪补脾肺之气，脾气旺则土能生金，脾气足则表实卫固，故为君药；白术、太子参、茯苓、山药益气健脾，助黄芪培土生金、固表止汗，故为臣药；陈皮、枳壳理气化痰，祛除中焦痰湿，助脾复运，乃为佐药；防风祛风散邪，五味子收敛肺脾之气，二药同用收中兼疏，寓散于收，相反相成，亦为佐药；甘草调和诸药为使药。

加减：午后低热，加青蒿10g、白薇10g；纳呆食少，加神曲10g、谷麦芽各10g；大便稀薄，加煨葛根10g、炮姜炭10g；咳痰咯痰，加川贝母10g、黄芩10g；自汗盗汗明显，加龙骨10g、浮小麦10g；夜寐不宁，加夜交藤10g、合欢皮10g。

临证备要：中医学没有反复呼吸道感染的病名，根据其临床表现，中医的虚人感冒、体虚感冒与本病相似。肺为清虚之脏，不耐寒热，肺叶娇嫩，卫外功能薄弱，当腠理开合失司时即出现畏寒、发热、鼻塞、流涕、汗多等营卫失调的症状。小儿生长发育迅速，对营养精微需求旺盛，又饥饱不知自调，故极易损伤脾胃而出现食滞、厌食、面黄、大便不调等症状。肺脾两虚的患儿，正气不足，易复感外邪，故其基本病机是肺脾气虚。

（王其兵）

孙氏敷脐散

组成：川椒、吴茱萸、肉桂、小茴香、干姜各等分，共研细末，以瓷瓶或玻璃器皿盛贮，勿令泄气。

功能：温脾和胃，除湿止泻，和胃降逆。

主治：小儿腹泻，小儿静滴红霉素所致胃肠道反应。

用法：每用3g，盛入小纱布袋内，覆盖于脐上，外以绷带或胶布固定，24h后取下，再用原药末3g，用法如前。连覆2次（计48h）为1个疗程。

方解：方中用味辛性热之川椒、吴茱萸，暖脾胃而散寒邪；肉桂味厚甘辛大热，壮命门之阳；小茴香辛温开上下经之通道，调中止呕下食；干姜辛热守而不走，以“燥湿而补脾”。诸药合用，共奏调任督、和阴阳、行气血、健脾胃、除寒湿、止吐泻之效，故对治疗小儿泄泻较为适宜。孙氏敷脐散还可应用于防治儿童静滴红霉素所致的胃肠道反应（恶心、呕吐、腹胀、腹痛等），疗效良好，扩大了该散的应用范畴。

临证备要：小儿泄泻与“脾”“湿”二字相关，《黄帝内经》云“脾病则飧泄”“湿胜则濡泄”。故孙老治泻多从运脾利湿着手，临床常用醒脾、运脾、补脾和化湿、利湿、燥湿等法。然脾属足太阴经，任脉为之司，故取任脉经中神阙一穴，覆以温燥辛香走窜之剂，以通经、温脾、燥湿。此方对婴幼儿伤食（乳）泻和风寒泻疗效均佳，婴幼儿肌肤薄嫩，皮肤黏膜对药物沁入性较强，因而作用于肠道的效果也较好。年龄较大，辨证为脾气虚或者脾肾阳虚久泻的患儿疗效欠佳，一时不易奏效，大多需加服健脾补肾中药方能痊愈。特别提醒，使用该散时药末必须盛入纱布袋内覆于脐部，如将其直接填覆脐中，刺激性太强，易导致皮肤黏膜损伤。

（时　乐、高　军、吴祝平）

顾中欣验方

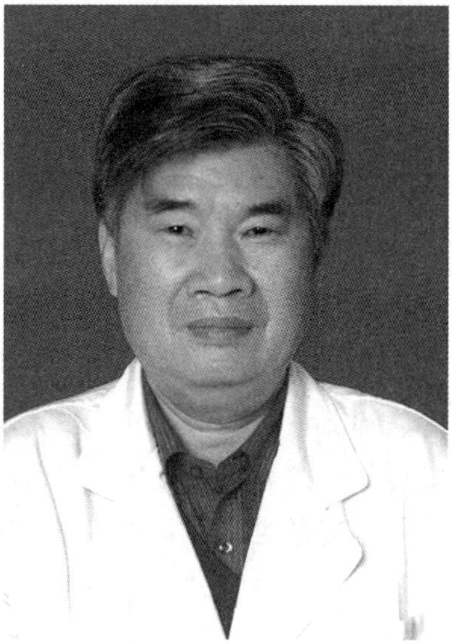

顾中欣，1946年10月生，江苏常州人，本科学历；主任中医师，江苏省名中医，全国基层名老中医药专家传承工作室指导老师，江苏省老中医药专家学术经验继承工作指导老师，扬州市中医药名师工作室指导老师，扬州市非物质文化遗产——顾氏中医内科术第四代传人，中华中医药学会第一届会员，江苏省中医药学会第一届会员，中国性学会中医性学专业委员会第一届委员。

顾老早年跟随其父顾耀华学习，秉承庭训，耳闻目染，熟读医籍，后经大学系统学习，师从诸多名家，理论和实践均有更大的提高。1972年，顾老毕业后分配至仪征工作，继承祖业，集诸多名家之精华，深研经典，自成体系，方从已出，古今合参，中西结合，圆机活法，立法精当，疗效确切；临证擅长治疗内妇男科杂症，如中风病、高血压病、肝硬化、慢性肝炎、胆石症、慢性胃炎、失眠、男性性功能障碍、不孕症等；公开发表学术论文40余篇，多次获县、市科技论文奖。

蛭星元龙汤

组成：生水蛭6～10g，生南星10g，地鳖虫（土元）10g，地龙10g，生黄芪20g，茜根10g，川芎15g，三七10g，天麻10g，川牛膝10g，甘草6g。

功能：祛风化痰，活血通络。

主治：痰瘀阻络型脑梗死。

用法：每日1剂，水煎取汁，早晚分服。

方解：该方中水蛭破血通经、逐瘀消积，南星通经络、祛风燥湿化痰，二者相伍为君，共奏祛风化痰、活血通络之功；臣以地鳖虫、地龙，性咸寒，善走窜，搜风剔络，发挥破血通经逐瘀之效。现代药理研究证实虫类药物均能扩张毛细血管和解除小动脉痉挛，降低血液黏稠度，改善微循环，且具有明显的降脂作用，对改善动脉粥样硬化有着不可低估的作用。黄芪益气化瘀；川芎、牛膝、三七活血化瘀通络；天麻、茜根祛风通络平肝，改善脑供血。诸药合用，共奏祛风化痰、活血通络之功。

加减：痰多者，加石菖蒲降痰通络；伴有心律失常、心肌缺血，加苦参、甘松，两药均有抗心律失常、改善心肌供血的作用，能迅速调整心律；血脂偏高者，加夏枯草、决明子、豨莶草、山楂，奏软坚通络、平肝潜阳之功，同时也具有较好的降血脂作用；肢体麻木、头痛者，加蜈蚣、钩藤，能息风通络，具有较明显的降压作用，对高血压病引起的肢麻、头痛、头昏疗效迅速持久。

临床备要：脑梗死的发生与供应血管本身病变、血管内血液成分改变、血流动力学改变三大因素相关。本病属中医学“中风”“眩晕”范畴，病位在心、脑，与肝、肾、脾相关，痰、瘀、毒、风、火、气是其最常见的病理因素，痰瘀乃中风的基本病理环节。服药期间，需忌油腻辛辣刺激性食品，清心静养，勿动怒。该方中多用虫类药物，多活血破血通络搜剔之品，宜饭后服用。素有慢性胃炎、消化性溃疡、上消化道出血等病史患者不宜。水蛭、南星有一定毒性，服药期间需遵医嘱适时调整药物和剂量。

（时　乐、李雪峰、严　华）

加味马前通关散

组成：制马前子0.4g，蜈蚣2条，露蜂房5g，石菖蒲10g，黄柏10g，川牛膝10g，山萸肉10g，杜仲10g，鹿角霜15g，蛇床子10g，淫羊藿10g，锁阳10g，甘草5g。

功能：泻邪火通精道，益肾阳填真精。

主治：功能性不射精。

用法：水煎服，每日1剂，早晚分服。10天为1个疗程。2~3个疗程后可制成丸方，每服10g，每日2次。

方解：制马钱子，味苦性寒，为通经络、散血热之要药，其所含番木鳖碱及马钱子碱，能兴奋中枢神经，特别是对脊髓有高度选择性，能提高射精中枢的兴奋性；张锡纯谓蜈蚣“走窜之力最速，内而脏腑，外而经络，凡气血凝聚之处皆能开之”；石菖蒲功能化浊开窍；露蜂房《唐本草》言其“久服主阳痿”；黄柏、牛膝苦寒泻火，活血通络，以通精道；山萸肉、杜仲养阴填精；鹿角霜、淫羊藿、锁阳、蛇床子益肾助阳，提高性机能。本方攻补兼施，寒热并用，既能泻其邪火、疏通精道，又能益肾壮阳、养阴填精，从而为标本兼治之方。

临证备要：功能性不射精指性功能正常或基本正常，而在房事时不射精，《诸病源候论》云：“丈夫无子者……又泄精，精不射出，但聚于阴头，亦无子。”顾老认为本症多为邪火阻络、阴阳虚损、精窍不利，早期常以实证为主，病久常见虚实夹杂之象，病位在精窍，其本在肾。方中马钱子有大毒，必须严格按炮制规范进行炮制，如服药后有肌肉紧缩感应即暂停服用。此外，心理因素对此病影响极大，在药物治疗的同时，需进行适当的心理辅导和一定的行为治疗，指导配偶理解并配合治疗，从而消除患者紧张情绪和焦虑感。治疗期间适当节制房事，可取事半功倍之效。

（时　乐、李雪峰）

榆钱四物汤

组成：制马前子0.4g，生地榆25g，鹿角霜15g，熟地黄15g，菟丝子10g，巴戟天10g，淫羊藿10g，补骨脂10g，当归10g，枸杞子10g，川牛膝10g，黄柏10g，杜仲10g，甘草5g。

功能：补肝肾、暖胞宫、促排卵。

主治：子宫发育不良症。

用法：水煎服，每次经净后5天开始服用，每日1剂，早晚分服，10天为1个疗程。2~3个疗程后可制成丸方，每服10g，每日2次。

方解：本方中制马钱子，味苦性寒，为通经络、散血热之要药，其所含番木鳖碱及马钱子碱，能兴奋中枢神经，特别是对脊髓有高度选择性，提高性中枢的兴奋性；生地榆具有影响肾上腺素和去甲肾上腺素的作用，两药合用可使妇女动情期延长，促进排卵。鹿角霜、熟地黄、淫羊藿、菟丝子、巴戟天、补骨脂补肾阳填真精；当归、枸杞子滋补肝肾，调补冲任；牛膝、黄柏引药入肾；杜仲安胎而使阴精充足，可促进性器官的发育和增强性机能，助其受孕。当归、牛膝又有祛瘀活血、促排卵的功能。甘草调和诸药，并能减低马钱子之毒性。故本方功能主要是促性器官活动功能而提高受孕的机会。

临证备要：现代研究认为子宫发育不良症多由性腺功能低下、卵巢功能失调所引起。此症属中医肾虚不孕症范畴，临床以月经后期、量少为主要特征，其病机主要为脏腑、气血、冲任虚损。育龄期妇女的月经周期及受孕均有赖于先天肾气、天癸、冲任、精血的充盛，才能维持正常的生理状态。《素问·上古天真论》曰："女子七岁肾气盛，二七天癸至，任脉通，太冲脉盛，月事以时下，故有子。"肾气旺盛，精血充沛，任通冲盛，才能受孕。肝藏血，血为女子之本，冲为血海，肝郁则累及冲任，病达胞宫，肾为肝之母，肾亏与肝郁又相互影响。方中马钱子有大毒，必须严格按炮制规范进行炮制，不同人对马钱子的敏感性不同，如服药后出现轻度舌麻、抽搐、肌肉跳动或紧缩感应立即暂停服用。服药期间应定期复查肝肾功能和血常规。

（葛　勤、李雪峰）

张恩树验方

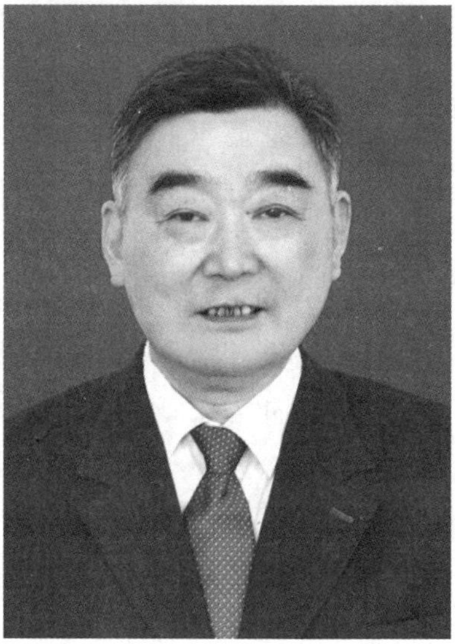

张恩树，1944 年 5 月出生，江苏仪征人；仪征市中医院主任中医师，扬州市名中医，扬州市中医药名师工作室指导老师，江苏省非物质文化遗产——扬州任氏“然”字门中医内科第十二代传人；早年受过高等教育，后跟随余汇川老中医学习，1991 年参加第一批全国老中医药专家学术经验继承工作学习，师从苏北人民医院任达然主任，耳闻目染，尽得薪传；后又得著名中医教育家刘弼臣教授和国医大师徐景藩教授指点与亲炙，其中医药理论和实践更加纯熟。张老临证善用经方，自创时方，集诸多名家之精华，深研经典，古今合参，中西结合，圆机活法，疗效确切；临证擅长治疗内妇科杂症，如慢性胃炎、肝硬化、胆石症、功能性胃肠病、痛风、失眠、月经不调、带下病等；公开发表学术论文 60 余篇，出版著作《任达然老中医临床经验录》《仪征市卫生志》；多次获县、市优秀科技论文奖和科技进步奖。

化浊祛瘀痛风方

组成：土茯苓 30～60g，虎杖 30g，薏苡仁 30～50g，粉萆薢 20g，忍冬藤 30g，威灵仙 15g，黄柏 10g，川牛膝 10g，木瓜 10g，泽泻 10g，路路通 10g，乳香 10g，没药 10g。

功能：化浊祛瘀，通络蠲痹。

主治：痛风。

用法：水煎服，每日1剂，早晚分服。7天为1个疗程。

方解：方中重用土茯苓、虎杖、薏苡仁为主药，以化浊祛瘀，《滇南本草》认为土茯苓利湿祛风，能治“筋骨挛痛”，《本草拾遗》谓虎杖“主风在骨节间及血瘀”，《神农本草经》记载薏苡仁“主筋急拘挛不可屈伸”；萆薢、忍冬藤、黄柏、泽泻、威灵仙佐以主药，增强清化湿浊之力；木瓜除湿舒筋缓急止痛；路路通祛风通络；牛膝、乳香、没药活血通经止痛。全方具有化浊祛瘀、活血止痛、标本兼治的功能。

加减：寒重者，去忍冬藤、黄柏，加制附片、炙桂枝各10g；湿重者，加苍术10g、川厚朴6g；若痛风反复发作10年左右可形成慢性痛风性关节畸形，关节周围与身体他处皮下均可见到结节状突出之痛风石，可于原方加金钱草30g、海金沙10g（布包）、鱼脑石（先煎）15～30g；若痛风急性发作控制后，可在原方基础上酌加补肾之品，如山萸肉、补骨脂、骨碎补等，以竟全功。

临证备要：痛风是一种古老的疾病，《丹溪心法》称其为白虎历节。因本病发作时疼痛剧烈，《医学正传》认为是痛痹，又因疼痛部位不定，《景岳全书》称之为风痹。总之，该病属于中医学痹证之范畴。西医学认为痛风是嘌呤代谢障碍性疾病，特点为血清及体液中尿酸增加，过多的尿酸容易形成尿酸钠结晶，沉积于关节及附近软组织部位，引起全身关节，特别是指、趾、腕、踝、膝关节红肿疼痛。本病发作时以局部剧烈疼痛、红肿为特征，病因方面除有风、寒、湿、热外，还与浊瘀有关，若按一般痹证治疗之法，奏效缓慢，必须化浊祛瘀、通络蠲痹，方可收功较捷。痛风除积极治疗外，饮食起居也十分重要。患者需少食含嘌呤食物，如动物内脏、骨髓、海鲜、豆制品等；戒酒，尤其是啤酒；保持精神愉快，避免精神刺激；避免过度劳累；防止受寒及潮湿等。注意上述调适因素，有利于痛风的康复。

（时　乐、杨爱国）

泻白化血汤

组成：桑白皮20g，地骨皮10g，甘草5g，粳米5g，血余炭10g，花蕊石（先煎）50g，三七粉3g（吞服）。

功能：清肺泻火，止血生新。

主治：支气管扩张咯血。

用法：水煎服，每日1剂，早晚分服。症状较重者，每日2剂，每6h1次。

方解：此方由宋代钱乙的泻白散（桑白皮、甘草、地骨皮、粳米）和近代名医张锡纯的化血丹（花蕊石、三七粉、血余炭）综合而成。《删补名医方论》云："白者肺之色，泻白（散）泻肺气之有余也。"张锡纯谓："世医多谓三七为强止吐衄之药，不可轻用，非也。盖三七与花蕊石，同为止血之圣药，又同为化血之圣药，且又化瘀血而不伤新血……血余，其化瘀血之力不如花蕊石、三七，而补血之功则过之，以其原为人身之血所生，而能自还原化，且煅之为炭，而又有止血之力也。"故此方具有清肺泄热、止血生新之效。

加减：出现风热证，伴有发热、头痛、咽痛，去地骨皮，加桑叶、菊花、牛蒡子；兼有燥火，症见鼻干、呛咳、舌红少津、脉细数，加沙参、麦冬、天花粉；痰热较重，症见发热、痰多黄稠，加鱼腥草、炒黄芩、浙贝母；木火刑金，症见烦躁易怒、胸胁引痛，加黛蛤散（布包）、炒栀子；大便秘结，加生大黄（后下）。

临证备要：支气管扩张咯血属于中医学"咳血"之范畴。其发病原理为气火逆乱，血不循经，络伤血溢，随上逆之肺气咳出。此病初期常兼有表邪，不可过于辛散，酌用少许清热解表之品，且需中病即止；若辛散过度，则熏灼脉络，重伤阴血，亦取"血家忌汗"之意。究其本源，该病总属本虚标实之证。咯血之时，宜清泄肺热、祛瘀止血，急则治标；俟症状改善，当从滋水涵木、养阴润肺入手，重在治本，这对于防止支气管扩张咯血的复发，有一定意义。

（时　乐、杨爱国）

调肝健脾汤

组成：醋炒柴胡10g，炒白术10g，陈皮10g，茯苓10g，猪苓10g，石见穿15g，半枝莲15g，虎杖10g，郁金10g，丹参10g，泽泻10g。

功能：清化肝脾湿热，活血祛瘀解毒。

主治：乙型肝炎表面抗原（HBsAg）、乙型肝炎e抗原（HbeAg）、乙型肝炎核心抗体（HBcAb）阳性者。

用法：水煎服，每日1剂，早晚分服。

方解：醋炒柴胡直入厥阴肝经，有调肝之功；白术、陈皮、茯苓、猪苓健脾渗湿；郁金祛瘀止痛，且有退黄之功；半枝莲、虎杖清解热毒，现代研究表明对乙型肝炎病毒有较强的抑制作用；丹参、石见穿活血祛瘀，增强肝脏血流量，扩张肝内血管，减少肝细胞坏死；泽泻利水渗湿泄热，使病邪能及时排出体外。全方共奏清肝健脾、利湿泄热、祛瘀解毒之功。

加减：气虚乏力者，加黄芪、党参，以益气补虚，增强免疫力；兼有肝阴不足者，症见肝区隐痛、口干喜饮、掌心发热、舌红少津、脉细数，酌加沙参、麦冬、白芍，以滋养肝阴；若肝气郁滞较著，症见肝区疼痛、舌红苔黄、脉弦数，酌加川楝子、延胡索，以泻肝定痛；若巩膜黄染、小溲发黄，加茵陈、栀子，以利湿退黄；如胃热较盛，牙龈出血，加栀子、知母、茜草、生地黄，以清热凉血。

临证备要：对于乙型肝炎的治疗，张恩树指出必须坚持用药2个月以上，衡法守方，药力专攻病所，积微成著，著而成效。此外，切忌酗酒及劳欲过度，避免滥服各种药物，以减少对肝脏的进一步伤害。

（汤定伟、杨爱国）

镇肝降逆方

组成：代赭石（先煎）15～30g，天麻10g，茯苓10g，陈皮10g，竹茹10g，柿蒂10g，郁金10g，枳实10g，沉香粉（冲服）2g。

功能：镇肝潜阳，降逆止呃。

主治：中风续发呃逆。

用法：每日1剂，分煎2次，口服或鼻饲。症情较重者，每日2剂，每6h1次。

方解：方中代赭石能镇逆气上冲，与天麻相伍，加强镇肝之力；陈皮散逆气；茯苓、竹茹、柿蒂、枳实、沉香行气和中降逆。全方共奏镇肝降逆之功，使肝阳平静，胃气和降，呃逆则止。

加减：若出血性中风伴有手足拘挛，可加羚羊角粉5g（分冲）、钩藤（后下）10g、石决明（先煎）15～30g；如缺血性中风，可加丹参10g；若便秘腹胀，舌苔黄厚者，可加生大黄（后下）5~10g。

临证备要：中风续发呃逆，其发病原理为肝阳亢盛，极而生火，横逆犯胃，胃气上逆。诚如《黄帝内经》所云："诸逆上冲，皆属于火"。此外，本病是中风病节外生枝之征象，治疗颇为棘手。因此，必须抓紧时机，审证求因，审因论治，亟用镇肝降逆一法。张恩树认为，本病与一般的呃逆迥然有别，若单纯运用止呃药难以奏效。必须遵循"高者抑之"（《素问·至真要大论》）、"凡肝阳有余，必须……潜之"（《临证指南医案》）的治疗法则。

（郭灵龙）

理气宽中汤

组成：制香附10g，紫苏梗10g，茯苓10g，炒枳壳10g，橘皮10g，砂仁（后下）5g。

功能：理气宽中。

主治：慢性胃炎，胃气阻滞证。症见中脘胀痛，嗳气则舒，苔薄白，脉弦。

用法：水煎服，每日1剂，早晚分服。

方解：方中选制香附理气止痛，李时珍推崇其为"气病之总司"；紫苏梗宽中理气，昔贤有"凡梗主中"之说，空中之品，理气而不伤阴。枳壳、橘皮调理气机之升降；砂仁斡旋中阳，能除胃胀。全方配伍不杂，平中见奇，对胃气阻滞有殊效。

典型病案：李某，女，45岁。近来心境欠佳，胃脘闷胀，纳谷不馨，苔薄白，脉弦。证属胃气阻滞，升降失司。治拟理气宽中汤化裁，方用制香附10g，紫苏梗10g，炒枳壳10g，橘皮10g，砂仁（后下）5g，佛手10g，炒谷芽15g，3剂，水煎服。药后其病则愈。慢性胃炎属中医"胃脘痛""痞胀"范畴，多与情志失调、饮食不节或脾阳素虚有关。张恩树老师认为"治脾胃之法，莫精于升降"。兼有胁肋胀痛，肝郁气滞者，加入醋柴胡，达厥阴、疏肝气，佛手疏肝和胃，白芍柔肝止痛；气虚乏力者，可加黄芪、党参，以益气补虚，增强免疫力；兼有肝阴不足者，症见肝区隐痛、口干喜饮、掌心发热、舌红少津、脉细数，酌加沙参、麦冬、白芍，以滋养肝阴；若肝气郁滞较著，症见肝区疼痛、舌红苔黄、脉弦数，酌加川楝子、延胡索，以泻肝定痛。

（郭灵龙）

甘麦枣仁汤

组成：生甘草 5g，麦冬 10g，酸枣仁 10g，茯神 10g，玉竹 10g，煅龙齿（先煎）15g，炙远志 6g。

功能：滋养心阴，安养心神。

主治：心阴不足之心悸。

用法：每日 1 剂，分煎 2 次，取药液 250mL，分 2 次口服。

方解：《金匮要略》甘麦大枣汤由甘草、小麦、大枣组成，为脏躁而设。而本方则由生甘草、麦冬、酸枣仁、茯神、玉竹、煅龙齿、炙远志组成，适用于心阴不足所致的心悸，症见心悸不安，五心烦热。口干咽燥，舌红少津，脉象细数。方中生甘草甘润补中缓急；麦冬、酸枣仁、茯神、玉竹养心阴而宁神；龙齿、远志宁心止悸。全方共奏滋养心阴、安养心神之功。

加减：心血瘀阻者，加丹参 10～15g 活血宁心；夜寐不佳者，加夜交藤 15～30g 养心安神。

典型病案：刘某，女，50 岁。2009 年 9 月 15 日初诊。患者罹患心悸已有一载，时常发作，检查均无阳性发现，亦自以为是“更年期综合征”。近来心悸又作，伴口干咽燥，夜寐不实。刻诊见面色欠华，较紧张，舌红少津，脉象细数。心电图检查：窦性心动偏速（心率：99 次/分）。证属心阴不足，神不内守。拟甘麦枣仁汤治之。方用生甘草 5g，麦冬 10g，酸枣仁 10g，茯神 10g，玉竹 10g，生龙齿（先煎）15g，夜交藤 30g，丹参 10g，炙远志 6g。5 剂，水煎服，每日 1 剂，分早晚服。9 月 20 日复诊，迭进养阴宁心之品，心悸等症渐减，前方既效，毋庸改弦易辙，再进 5 剂，庶几荡平贻患。

（郭灵龙）

治痢方

组成：黄连 4g，黄柏 10g，苦参 10g，广木香 10g，槟榔 10g，山楂 10g。

功能：清肠化湿，行气导滞。

主治：湿阻肠腑之急性菌痢。

用法：每日 2 剂，分煎口服，儿童用量酌减。

方解：方中黄连、黄柏，性味苦寒，有清热燥湿、解毒止痢之功；苦参性味苦寒，《名医别录》中记载能“除伏热肠澼”与以上二药有相得益彰之效。广木香、槟榔，性味皆辛苦温，山楂性味酸甘，微温，辅助上药引气导滞。总之，本方具有清肠化湿、行气导滞之功，从而清除肠道之湿热积滞，使急性菌痢获愈。

加减：初起若夹有表证者，酌加荆芥、防风、葛根，以疏表化湿；若热重于湿，大便赤多白少者，酌加白头翁、秦皮；若湿重于热，大便白多赤少，舌苔白腻罩黄者，加苍术、厚朴、藿香芳化湿浊。

典型病案：李某，男，18 岁。2012 年 8 月 3 日就诊。患者上午因过食生冷瓜果，下午开始出现形寒发热，腹痛，痢下白冻，里急后重，大便已 7 次，伴有胸闷，口干不欲饮水，舌苔薄白而腻，脉小滑数。拟芳化解表，清肠止痢，以“治痢方”加味。方用藿香 10g，苍术 10g，川朴 6g，黄连 5g，黄柏 10g，苦参 10g，广木香 6g，槟榔 10g，山楂 10g。药后微汗，寒热渐平，痢下减轻。后单用“治痢方”治疗 4 天，大便常规检查正常，菌痢告愈。患者自觉纳谷不馨、精神不振，后以“异功散”加谷芽、建曲调理 3 日，脾胃复苏，纳谷增加，精神好转。

（王　勇、郭灵龙）

张氏咽炎方

组成：射干 10g，香附 10g，紫苏梗 10g，木蝴蝶 5g，郁金 10g，佛手 10g，合欢花 10g，法半夏 10g，厚朴花 5g，桔梗 10g，甘草 5g。

功能：理气化痰，养阴利咽。

主治：气滞痰凝、阻滞胸咽之慢性咽炎。

用法：每日1剂，分煎2次，取药液250mL，分2次口服。

方解：射干清热解毒，消痰利咽，《本草纲目》："射干能降火，故古方治喉痹咽痛为要药"。香附、佛手理气和中，燥湿化痰；紫苏梗、厚朴花宽胸利膈，开郁畅中；郁金、合欢花行气解郁，活血消肿；木蝴蝶、桔梗清肺利咽祛痰，《珍珠囊药性赋》中记载桔梗"其用有四：止咽痛，兼除鼻塞；利膈气，仍治肺痈；一为诸药之舟楫；一为肺部之引经"；法半夏化痰散结，和胃降逆；甘草调和诸药。

典型病案：潘某，女，52岁。2018年2月22日初诊。患者咽中如有炙脔，咽痛，喉中有痰，胸部闷塞，胁肋胀满，平素精神抑郁，苔白腻，脉弦滑。证属气滞痰凝，阻滞胸咽。方用射干10g，木蝴蝶5g，法半夏10g，茯苓10g，玄参10g，制香附10g，川郁金10g，川厚朴花5g，合欢花6g，桔梗10g，甘草5g。5剂，水煎服，每日1剂，分早晚服。药后咽痛、胸部闷塞等症渐减，前方既效，毋庸改弦易辙，再进5剂，庶几荡平贻患。

（郭灵龙）

金殿春验方

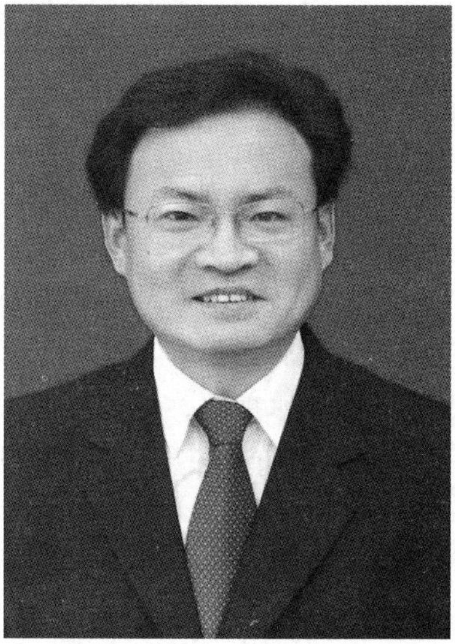

金殿春，仪征市中医院主任中医师，扬州市名中医，江苏省中医药学会内科学分会常务委员，扬州市中医学会呼吸病分会副主任委员；临证善用经方，自创时方，集诸多名家之精华，疗效确切，擅长治疗肺系疾病和内科杂症；公开发表学术论文20余篇，多次获仪征市优秀科技论文奖和科技进步奖。

白马散

组成：白及、马勃、乌贼骨、白术、仙鹤草等分，粉碎后研细末，过筛，备用。

功能：运脾化湿，生肌护胃，抗痨杀虫。

主治：抗结核药物所致胃肠道反应。

用法：每次5g，每日3次，以温开水调服。

方解：白及、马勃、乌贼骨等生肌护胃。白及补肺生肌、敛疮止血，善治肺、胃脉络受损引起的咯血、吐血等，其含有胶状成分，黏着性强，能收敛保护创面，用在此散中，兼顾肺胃两端。马勃质轻，外用可止血，内服善治肺胃出血，近贤章次公先生用于治疗胃十二指肠溃疡，护膜且制酸。乌贼骨其主要成分为碳酸钙，能中和胃酸并覆盖在胃黏膜表面而形成保护膜。本散中以白及、马勃、乌贼骨研粉内服，取外用法而改内服，药力直达病所，护膜生肌止血愈疡。仙鹤草健胃补虚、功擅收敛，《本草纲目拾遗》谓其“散中满，疗吐血各病”，与白及相配，用治咳血，与乌贼骨相配，善治吐血便血。白术健脾助运燥湿，与仙鹤草相伍更添补虚之力。现代药理研究表明，仙鹤草、白及等有增加西药抗结核的功效。诸药合用，肺胃同治，标本兼顾，外法内用，并以散剂入药，节约药材，方便实效。

临证备要：抗结核药利福平等产生的胃肠道反应，多为药物局部刺激引起胃内酸度增高，或药物某些代谢产物引起胃酸分泌增加，导致胃黏膜损害，引起黏膜充血、水肿、糜烂，甚至溃疡、出血。中医学认为，脾胃为后天之本，生化之源，主运化。服用抗结核药后，损伤脾胃，导致运化失常。服药日久，伤及脾阳，导致运化失司，湿浊内停，升降失常，进而出现脘腹痞满、嗳气、泛酸、纳少、舌苔白腻等症，故治以运脾化湿，生肌护胃。肺与胃在生理上是子母关系，《黄帝内经》云："手太阴肺经，起于中焦，下络大肠，环循胃口。"肺病可以影响及胃，加之抗结核药物服用，戕伐胃膜，甚则胃络受损。该散剂与抗结核药物同时服用，一方面可治疗抗结核药物所致的胃肠道反应，另一方面通过肺胃同治，增强抗结核药物的疗效，达到母子同治。散剂开水调服如若口感欠佳，可以纯藕粉冲调口服，更兼护膜之功。

（时　乐、张　芸）

祛风定喘汤

组成：炙麻黄 10g，杏仁 10g，甘草 6g，紫苏叶 10g，蝉蜕 10g，炙枇杷叶（包煎）10g，炙款冬花 12g，炙紫菀 12g，仙鹤草 15g，乌梅 6g，徐长卿 10g。

功能：祛风散邪、宣肺止咳。

主治：咳嗽变异性哮喘。

用法：每日 1 剂，水煎取药液 250mL，分 2 次口服。

方解：方中首选麻黄宣肺，因麻黄辛散温通，既善于宣通肺气之郁闭，又可平上逆之肺气，配以杏仁、甘草则增强止咳平喘功效；紫苏叶、蝉蜕祛风散邪，蝉蜕又可解痉；紫菀、款冬花为润肺止咳、下气平喘良药，配以枇杷叶肃肺止咳；仙鹤草苦辛涩平，为止血要药，诸书多云收敛止血，用治本病为金殿春经验用药。因本品能益气补虚，其味兼涩，有收敛作用，用治咳嗽久作，甚则气喘，屡增效验。伍以乌梅、徐长卿为辨病用药，现代药理研究表明，蝉蜕、乌梅、徐长卿皆有抗过敏之效。诸药合用，祛风宣肺，升降相因，开合相配，标本兼顾。

加减：胸闷、舌苔白腻者，加砂仁（后下）5g；舌苔黄腻者，加全瓜蒌10g，冬瓜仁30g；干咳者，加当归15g；咽痛加玄参10g。

临证备要：咳嗽变异性哮喘（CVA）是一种特殊类型的哮喘，无明显喘息、气促等症状，冷刺激、雾霾、油烟等容易诱发或加重咳嗽，近年来发病率逐渐上升。本病临床表现为喉痒咳嗽、刺激性干咳，反复发作，颇符合风邪之“善行而数变”“风盛则挛急”的致病特征，其病理机制为宿痰内伏于肺，遇风邪触发，痰浊与外邪搏击于气道，气机不畅，肺失清肃而致，且本病多正虚邪实，虚实夹杂，治疗上应遵循“急则治其标，缓则治其本”的原则。因此，金殿春认为，发作期治疗当以祛散风邪、宣肺止咳为大法。本病缓解期治疗当调补肺脾肾三脏，意在提高自身免疫力，巩固疗效，使“正气存内，邪不可干”。

（时　乐、张　芸）

第三部分　跟师学医

此部分为医院医生跟随名老中医学习后总结的疑难杂症，以及临证处理思路。

单兆伟临证治验

顺时辨证论治五更泻验案

通常医家都认为五更泻乃脾肾阳虚、火不暖土所致，在治疗上采用温肾补土的四神丸统治该病，但效果往往不尽人意。何哉？单兆伟教授认为其原因有二：一是专以温肾补土之法治疗五更泻，失去了中医辨证论治的精髓，五更泻固有肾阳不足、命门火衰、火不暖土者，也有肝强脾弱、土虚木乘及脾虚清阳不升、水湿阻遏等原因；二是忽视了五更泻发病的时间特点，未采取顺时辨证论治的治疗方法。

顺时辨证论治，不同于以往治疗五更泻的方法之处在于：从五更泻每届黎明即出现泄泻，而白天及夜晚其他时间不再腹泻的节律性特点着手，根据中医的五脏病变的昼夜节律变化理论及四诊所得，确定疾病所在的脏腑及病机处方用药，于其脏病甚时即脏气虚时服药，以达到更好治疗疾病的目的。

古人根据地球绕太阳运行自转一周地球上所出现的各种特征，定有夜半、鸡鸣、平旦、日出、食时、隅中、日中、日昳、日入、晡时、黄昏、人定十二时辰。中医学认为人和自然有机联系，人体脏腑精气随着昼夜时间的推移也发生着盛衰变化，当其脏腑精气衰时，则其脏之病也甚。早在《素问·脏气法时论》中就有“脾病者，日昳慧，日出甚，下晡静”（《甲乙经》日出作平旦，宜从）；“肝病者，平旦慧，下晡甚，夜半静”“肾病者，夜半慧，四季甚，下晡静。”（有认为四季为日昳，宜从）的记载。这就提示我们要注意疾病的时间特点，根据疾病发生的特定时辰，结合四诊以确定疾病的病位病机所在，并择时服药，在其脏腑精气偏衰而病甚时治之，这就是顺时辨证论治的理论基础。

五更泻患者每于平旦腹痛腹泻，泻后痛安，其他时辰病情基本稳定不发作，具有明显的节律性。“脾病者，平旦甚”，根据五脏病的昼夜节律，其病变虽可涉及他脏，但主要在脾。治疗应根据脾病的昼夜节律特点，结合四诊进行辨证，这样才能收到预期效果。兹举两例病案说明之，以供同道参考。

【病案1】王某，男，31岁。有泄泻病史5年余，每于黎明前腹中雷鸣切痛，必欲如厕，泻下稀便，泻后痛除，伴畏寒、腰酸、腿软，舌淡苔薄白，脉沉细。辨证当为肾阳亏虚、火不暖土、脾土失运。且黎明平旦乃脾病甚时，故发为泄泻。前医予四神丸辈服之少效，盖本患者辨证虽属火不暖土所致，然其忽视了脾肾病的昼夜变化节律，故事倍功半。单兆伟教授根据“脾病者，平旦甚”“肾病者，日昳甚”，治疗采取择时服药，于其病甚时即脏气偏衰时补之。早晨服附子理中丸6g，傍晚服金匮肾气丸5g，以温肾补土，治疗2月余，患者腹痛除，泄泻止。随访3年未发作。

【病案2】聂某，女，35岁。有泄泻病史年余，每于五更泄泻，泻下如鸭粪，伴体倦乏力，嗜卧肢重，不耐劳累，面色少华，舌淡苔白腻，脉濡滑。根据晨起为脾病甚时，结合四诊，辨证乃脾虚清阳不升、水湿内盛。治以升阳除湿。投李东垣升阳除湿汤加减。方用防风6g，白芷5g，羌独活各10g，苍白术各10g，黄芪20g，党参15g，葛根10g，升麻6g，煎汤晨服，连服30剂。症情好转，继以原方加减，并配合参苓白术散5g晨服50天，五更泻止，沉疴向愈。

（时　乐）

运用加味连苏饮治疗呕吐验案

李某，女，26岁，工人。2002年4月20日初诊。

患者既往胃痛病史10余年，2日前受寒后感胃脘不适，泛吐清水，不思饮食，来诊时面色皖白，神倦懒言，四肢不温，舌质胖大边有齿痕，苔白润，脉细微弦。

单兆伟教授辨证为脾胃虚弱，复感寒邪，寒凝气滞，胃气上逆。治以温胃散寒，和胃止呕。方用加味连苏饮：黄连1g，紫苏叶5g，吴茱萸3g，白蔻仁5g，3剂，沸水冲泡，代茶饮服。药后，患者呕吐即止，他症亦明显减轻。

按语：连苏饮原为治疗呕吐的验方，系清代温病学家薛生白所创立，用于治疗湿热证、肺胃不和证。《湿热病篇》曰：“湿热证，呕恶不止，昼夜不瘥，欲死者，肺胃不和，胃热移肺，肺不受邪也，宜用川黄连三四分，紫苏叶二三分，两味煎汤，呷下即止。”近代金陵名医张简斋在此基础上又加吴茱萸、白蔻仁两味药而成加味连苏饮，使之由治疗温病湿热证扩展用于治疗内科杂症，尤其用于消化系统疾病，效果明显。单兆伟师宗孟河医学，临证用药追求轻灵婉约，不喜苦寒、辛燥之重剂，对于病势轻浅或体虚不能受补者，常以数克的代茶饮而收功，达到四两拨千斤之效。本例患者脾胃虚寒，重感外寒，内外合邪，致胃失和降，胃气上逆，治当温胃降逆。方取紫苏叶、吴茱萸、白蔻仁之辛，以散胃寒；黄连之苦，以降胃气。全方辛开苦降，温通相合，内外兼顾，故收效满意。用药味少量轻，极富轻清灵动之性，轻药可以治重病，正所谓“轻可去实”也。

（时　乐）

升阳益胃法治疗疰夏验案

石某，女，45岁，售货员。2003年8月6日初诊。

患者素体虚弱，形瘦面黄，月事量少且延期，血压一直偏低。近几年来每至夏暑之际，即不能饮食，头昏乏力，消瘦，体重下降5kg左右，家人甚急，四处求医均不能缓解。查血生化全套及甲状腺功能、胰岛功能、肿瘤标志物等均无异常发现。请单兆伟教授诊察。刻诊见神疲困倦，昏昏欲寐，头昏目花，胸闷脘痞，泛恶欲吐，口干而渴，但不多饮，大便稍溏，日行一二次，形瘦面黄，舌苔薄白腻，舌质偏淡，脉细弱无力。治拟益气健脾，清暑化湿。方选东垣升阳益胃汤化裁：生黄芪10g，太子参10g，茯苓12g，炒白术10g，炒苍术10g，炒防风5g，化橘红6g，法半夏6g，炒薏苡仁15g，黄连2g，生甘草5g，生姜2片。7剂，水煎服。

二诊：药后症状明显改善，纳谷转馨，未敢多食，仍有懈怠乏力，面黄乏华等症。中虚脾阳被遏，不能升清。原方加炙升麻5g，葛根10g，续服7剂。

三诊：精神转佳，纳谷大增。原方去黄连，再服7剂。病情好转，另以参苓白术丸调理1个月，来年夏至前再以参苓白术丸进服1个月。随访疰夏未作，稍感乏力，再服三诊方调理2周即瘥。

按语：“疰夏”一证古即有之，历代医家多有阐述。《脾胃论·卷中》：“时当长夏，湿热大胜，蒸蒸而炽，人感之多四肢困倦，精神短少，懒于动作，肢节沉疼，或渴或不渴，不思饮食。”又《伤暑全书·暑症》：“盖此症乃夏属……元气不足，湿热蒸人……人初感之，即骨乏腿软，精神倦怠，昏睡懒言。”此病发病有明显的季节性。此案患者发病前即身体虚弱，形瘦面黄，月事延期量少，血压偏低等一派脾气不足之症。单教授认为脾胃乃后天之本，脾胃气虚，夏季暑湿之气易乘虚位，困遏中焦脾胃，导致升降失司，运化无权，即表现为头昏纳差、泛恶欲吐、形疲便溏等一系列脾虚湿困之证候。正如《杂病源流犀烛》所云：“疰夏病，脾胃虚弱病也。”

中焦脾胃虚弱，“虚则补之”，用益气健脾之法，同时合用清暑祛湿之品。因脾胃不足，故清暑不可过于寒凉伤阳，祛湿不可重剂伤阴，补脾益气既不可过温以助火，亦不可凉润助湿，必须权衡两者关系，不可偏失，方能妥帖。此案单兆伟以东垣升阳益胃汤化裁，取其健脾益胃、升阳除湿之功。《黄帝内经》云：“形不足者，温之以气”，故方中用黄芪通达内外，走表可益气，固表防邪气，走里补脾胃，生化气血，运化水谷，以助清气上升，为君药；四君子健脾益气助运，用太子参平补中焦脾胃之气，而不似党参之甘温，又不似西洋参之甘凉；薏苡仁祛湿健脾，炒用可止泻；化橘红、法半夏燥湿理气，斡旋中焦气机，不用砂仁、豆蔻之类以防香燥太过，耗气伤阴；苍术苦温燥湿而健脾，炒用可去其燥性，且能走表，祛除风湿之邪；防风炒用入脾，又能胜湿，少用可健脾化湿；另用少量黄连清热解毒燥湿，既可防苍术、防风、法半夏、橘红等温燥之性，又可清解夏季暑邪之气；生姜和中降逆。二诊以炙升麻、葛根生发脾胃之清阳，清升浊降，中焦得健，病乃向愈。三诊之后，以参苓白术丸平调脾胃，以防苦寒伤胃，以期全功。

（时　乐）

运用平肝息风通腑法治疗头痛便秘合病验案

尹某，女，48 岁。2011 年 1 月 8 日初诊。

患者两年来头痛每于大便干结难下时发作，发时疼痛不甚，呈钝痛，部位不固定，伴有头晕，无恶心欲吐感，若大便持续不下则头痛加重，需使用开塞露辅助排便后头痛才逐渐缓解，平素性情急躁，终日惧怕大便干结，夜寐欠安。高血压病病史，服西药治疗，血压控制不满意。经多方治疗效果不佳，乃求诊于单兆伟教授处。刻下症见大便干结，三四日一行，头痛与大便干结并发，性情急躁，舌红，苔薄黄，脉细弦。测血压 140/85mmHg，头颅 MR 正常。患者病属头痛，证属肝阳上亢，腑气不通夹杂肝阳上扰清空，故头痛与大便干结同时发作，治当通腑泻浊，息风止痛。方选天麻钩藤饮加减：天麻 10g，钩藤 10g，白芷 10g，川芎 10g，决明子 15g，肉苁蓉 15g，白蒺藜 12g。14 剂，水煎服，每日 1 剂。

二诊：患者诉服药后大便较前通畅，头痛好转，仍夜寐欠安，血压偏高。舌红，苔薄黄，脉细弦。上方加莱菔子 15g，石决明（先煎）15g。14 剂，水煎服，每日 1 剂。后电话随访，患者自行按此方配药，1 个月后大便渐通畅，头痛向愈。

按语：头痛是临床上常见病之一，可因各种因素如气候、季节、劳累、月经、饮酒、情绪等诱发。本病归属中医“头风”“脑风”等范畴。中医学认为脑为髓之海，头为诸阳之会，主要依赖肝肾精血及脾胃运化的水谷精微充养。此例患者头痛的诱发因素以大便不通为标，以肝失疏泄、肝阳上亢为本。肝失疏泄，热结于内，耗竭肝阴则肝阳上亢。正如《素问·方盛衰论》所言：“气上不下，头痛颠疾。”肝失疏泄，横逆犯脾胃，脾胃运化失调，肠胃气机痞塞，升降出入不利，夹肝阳上扰于脑而为头痛。如《济生方》：“阳逆于上而不顺，中壅于头，故头痛。”

凡胃肠积热之证，以下法获效最为迅速，取“釜底抽薪”之意，所谓“急则治其标”。本病辨证要点是上有肝阳上亢之证，下有阳明腑实之苦，且患者正气不虚。《丹溪心法·头痛》云：“头痛多主于痰、痛甚者火多，有可吐者，可下者。”故用下法和平肝潜阳息风之法获效。

初诊以天麻、钩藤为君，入肝经，平肝息风以治其本；白蒺藜味苦降泄，合天麻、钩藤平抑肝阳；白芷长于止痛，善入阳明经，川芎能活血行气，祛风止痛，上行头目，为治头痛要药，二药共引诸药入脑；决明子又名草决明，入肝与大肠经，既可润肠通便，又可平抑肝阳；肉苁蓉甘咸质润，润肠通便。二诊患者大便较前通畅，头痛好转，故治以初诊方加减，加莱菔子降气润肠通便，石决明镇肝息风潜阳，标本同治，以期全功。

（时　乐、铉　力）

治疗肠伤寒“蓄血证”验案

马某，男，60岁，农民，江苏南通人。

1982年夏暑之际，患者因“肠伤寒”在当地医院予抗生素治疗后，身热已退，但仍泻下紫黑色稀便数百毫升，神志渐昏沉。患者因家中经济拮据，出院回家准备后事。适逢单教授回乡，遂请单教授诊治。察其面色萎黄，神志昏蒙，少腹胀满，按之坚硬，干呕无物，舌质红绛，苔灰黑乏津，大便干结，四五日一行，寸脉沉细有力。脉证合参，诊为仲景之“蓄血证”。处方：桃仁12g，生大黄（后下）12g，芒硝（冲服）6g，桂枝5g，三七粉（冲服）6g，仙鹤草40g，石菖蒲12g，炙甘草5g。1剂，水煎服。

二诊：1剂药后，下紫黑色便约半痰盂，腹满坚硬旋即解除，翌日神志转清，继以上方半剂，加芦根100g，西洋参（另煎兑入）3g。

三诊：3天后已愈大半，再以归芍六君子汤补益气血，化痰散结，以善其后。处方：党参10g，炒白术10g，茯苓12g，炙甘草5g，陈皮5g，法半夏6g，当归10g，炒白芍15g。15剂，水煎服，每日1剂。药后基本痊愈。随访半年，已能下地劳作。

按语：肠伤寒一病，系由感染伤寒沙门氏菌所致，在温病学中归属“湿温”范畴。既往病死率较高，主要死亡原因为肠穿孔、肠出血等。桃核承气汤出自《伤寒论》，其文曰：“太阳病不解，热结膀胱，其人如狂，血自下，下者愈。其外不解，尚未可攻，当先解其外。外解已，但少腹急结者，乃可攻之，宜桃核承气汤。”应用该方，其辨证要点为“少腹急结，其人如狂，血自下”。本案患者神志昏蒙，似不符“其人如狂”之症，但单教授认为，“狂”与“昏”皆为神志之变，且患者已备少腹坚满、便下黑血之候，故不必拘泥仲景之原文，蓄血证是矣。

本案患者虽身热已退，但其舌质红绛，苔灰黑无津，便干难解，热象显见，故选用桃核承气汤治下焦瘀热并见之证，亦需根据该患者具体情况灵活加减。方中桃仁、大黄并用为君，泄热攻下与活血化瘀同施，直达下焦，瘀热并治。桂枝通行血脉，助桃核破血消瘀；芒硝泄热软坚，助大黄下瘀泄热，共为臣药。炙甘草调理脾胃，缓诸药峻烈之性，以为佐使。全方共奏破血下瘀之功。此案中桂枝用量较小，因患者热病之后，体内仍有瘀热，而桂枝性温，故宜减量用之。方中大剂量仙鹤草、三七并用，乃破血下瘀中寓止血之意，以防破血太过，更伤正气。温病后期，正气虚弱，首诊方药峻猛，二诊时以大剂量芦根清其余热，生其津液，西洋参益气生津，佐以扶正，中病即止。三诊时瘀热已荡平，立法处方以扶正为主，改用归芍六君子汤重在气血双补。此案患者病入膏肓，单教授辨证得当，果断以经方化裁治之，用药随证变化，而收起死回生之功。

（时　乐）

运用疏肝理肺补中法治疗咳喘验案

杨某，男，72岁，2008年5月7日初诊。

患者近月自觉气喘稍咳，动则尤甚，面色少华，不思纳谷，胸胁胀闷。胸部X线检查发现左侧胸腔中等量积液，心电图正常。请单兆伟教授诊治。刻诊见舌苔白腻，舌质紫斑，脉弦。辨为肝肺不调，饮停胁下。治宜四磨汤合葶苈大枣泻肺汤加味。处方：白参（另煎兑入）5g，槟榔10g，葶苈子（布包煎）15g，乌药10g，枳实10g，桔梗10g，沉香（后下）3g，姜半夏10g，泽泻30g，生甘草5g，大枣7枚。药用3天后，气喘明显减轻，咳嗽止，胸闷亦缓。效不更方，继服1周。复查B超示左侧胸腔少量积液。再诊时以原方去槟榔，加核桃仁30g、炒白术10g，共服半月而愈。

按语：《黄帝内经》云："五脏六腑皆令人咳，非独肺也。"此案患者喘咳兼见胸胁胀满，舌有紫斑，脉弦，单教授从疏肝理肺入手，取槟榔、枳实、半夏开其郁结，乌药破瘀泄满，沉香纳气入肾。喘咳之症多为当升者不升，当降者不降。呼吸出入，五脏相关，肝气左升，肺气右降，又须中气的旋转正常，故在疏肝理肺的同时勿忘补益中气。中气如轴，枢轴转动正常，要求动而有制，故配合葶苈子、泽泻泻肺利水以治其标，人参、大枣、甘草补中以固其本。本案遣方用药的精妙之处在于补中药斡旋其间，使四维得以升降，肺之宣发肃降功能恢复，咳喘乃平。

（时　乐）

运用苓桂术甘汤治疗胃下垂验案

范某，女，38岁，纺织工人。1991年9月5日初诊。

患者两年来由于工厂经常加班，站立太久，常觉脘部痞胀疼痛，食后尤甚，胃中时漉漉作响，泛恶清涎，卧后稍舒，然工种限制，不得休息，症情日渐加重，形体羸瘦，脘痛日甚，终至休工。上消化道钡餐检查示胃小弯下角切迹下垂于髂嵴连线下6cm，提示中重度胃下垂。肝功能正常，前医曾予多剂补中益气汤而罔效。患者2年前小产史。今来单兆伟处诊治。刻下见患者面色苍白，体单形瘦，大便溏薄，日行一二次，肢冷背寒，舌淡，苔薄白而水滑，脉沉细无力。辨为禀赋虚弱。加之小产更损肾元，长久站立，饮食失节，劳伤中焦脾气，胃肌薄弱，和降失司，水湿内停为饮，阻遏中阳。单老师立其论、随其法，择仲景苓桂术甘汤加味。处方：茯苓20g，炒白术15g，桂枝10g，甘草6g，葛根15g，炙升麻10g，炒枳壳20g，陈皮6g，党参10g。7剂，水煎服，每日1次。

复诊：药进1周，诉脘痛大减，不泛恶，便亦干。方药对证，更进半月，脘痞疼痛得除，肢冷背寒亦去，脉来比前有力。后以苓桂术甘汤合补中益气汤加枳壳、葛根调理2月余，面顴渐次红润，纳佳便调，神旺体增，体重比治前增加2.5kg。入冬再以上方为基础，适加平补气血阴阳之品制膏调理百日，复查上消化道钡餐，胃小弯下角切迹平髂嵴连线，提示轻度胃下垂，停药嘱其休养。

按语：《灵枢·本脏》曰："脾应肉。肉䐃（音同囧）坚大者胃厚，肉䐃么者胃薄……肉䐃不称身者胃下，胃下者下管约不利。肉䐃不坚者胃缓。"上述文字可看出，胃缓、胃下符合现今胃下垂的特点。从此案胃下垂表现的临床症状看，当属痰饮所为。患者禀赋亏乏，加之小产肾元又损，不得充实后天之本，且站立过久，耗伤中焦之气血，胃体濡养不能，而成胃缓、胃下之证。中焦脾虚，胃失和降，不得健运，水湿不化，停聚而成痰饮，更遏中阳，不得温煦。治当温阳化饮，补益中气。遂遣苓桂术甘汤为主方以温化水饮，以振脾阳，更加葛根升阳益胃以助提举之力，炙升麻以提下陷之气，配用枳壳、白术理同枳术丸，以调升降出入之气机，寓降于升，使气机宣畅，水饮蠲除，胃下得瘥。

（时　乐）

运用补中益气汤治疗淋证验案

滕某，女，56 岁。2010 年 10 月 15 日初诊。

患者小便淋漓不尽 3 年，常因受凉或劳累后病情加重，既往有慢性肾盂肾炎病史。此次因劳累而病情加重，曾屡投以清热利湿之八正散不效。刻下症：溲频量少，日十余次，淋漓不尽，伴小腹坠胀，头昏乏力，面黄乏华，胃纳不馨，时有嗳气，无畏寒发热及小便疼痛等症状，舌淡苔薄白，脉细弦，中段尿多次培养阴性。辨证当属中气下陷，拟补中益气汤化裁治之。处方：党参 10g，黄芪 10g，炒白术 10g，茯苓 12g，泽泻 15g，泽兰 10g，炒谷芽 15g，炒麦芽 15g，荷叶 6g，炙鸡内金 6g，炙升麻 5g，宣木瓜 10g，山萸肉 10g，甘草梢 5g。10 剂后患者小便次数大减，胃纳转馨，嗳气亦除。仍见小腹坠胀，小便淋漓不尽感，于原方去党参，加太子参 10g，又进 7 剂，小便正常。

按语：淋证的治疗，古有忌汗、忌补之说，《丹溪心法·淋》云："最不可用补气之药，气得补而愈胀，血得补而愈涩，热得补而愈盛。"此指实性淋证，而对于虚性淋证，则可补虚通淋，正如徐灵胎在《临证指南医案·淋浊》的评语中说："治淋之法，有通有塞，要当分别。"

本例患者乃淋证之劳淋，仔细辨证，肾气虚之症状不著，而中（脾）气下陷之症状明显，故单教授从脾论治。"淋沥者，乙木之陷于壬水也"，肝木疏泄失常又源于土湿脾陷，郁遏肝木生发之气，按治病必求其本的法则宜健脾升清使疏泄之令畅达，且《灵枢·口问》云："中气不足，溲便之为变。"本案患者病程较长，伴有小腹坠胀，头晕乏力，胃纳不馨，舌淡苔薄白，正是久病脾虚中气下陷之证。治疗上取党参、黄芪、白术、茯苓等以补中健运，升麻、荷叶升腾脾之清气，谷芽、麦芽、鸡内金开胃，使脾升胃降，中土气机得调；同时茯苓、泽兰、泽泻、甘草梢均能利尿通淋，标本兼治。宣木瓜味酸性收涩，与荷叶、升麻相伍一升一收，使脾气升而不散，且酸收之性可缩泉固涩以治尿频淋漓；因膀胱气化开合取决于肾元的旺盛与否，稍佐山萸肉补益肾元。方为治淋，但鲜见治淋诸药，而仅从补中益气入手，反收其功，正如周慎斋云："诸病不愈，必寻到脾胃之中，方无一失。"

（时　乐）

运用血府逐瘀汤治疗灯笼病验案

余某，男，38岁，工人。2001年9月23日初诊。

患者5个月前因解柏油样大便住当地医院，诊断为十二指肠球部溃疡伴出血，经抑酸、护膜、止血等治疗10天后好转出院，带药回家继续治疗。出院后饮食尚可，然胃脘嘈杂不适，时如火灼，服用多剂养阴、益气、健脾、化湿、清热等中药，病证不缓反而加重，至单兆伟处求诊。刻下见胃脘灼热，夜间为甚，犹如火炽，食不得解，欲饮凉水，但不多饮，时有嗳气，形体消瘦，夜寐不实，便干溲黄，神疲乏力，舌苔薄，舌质红，边有紫气，脉细数。复查胃镜示慢性浅表性胃炎，十二指肠球部溃疡（瘢痕期）。肝肾功能、血常规均正常。辨为胃腑瘀滞，瘀而化热。拟和血祛瘀、泄热和胃、兼以养阴，方选血府逐瘀汤合玉女煎化裁。处方：桃仁10g，红花5g，当归10g，牡丹皮10g，赤芍10g，白芍10g，川牛膝10g，仙鹤草15g，生地黄10g，麦冬15g，石斛15g，炒枳壳10g，焦谷芽15g，焦麦芽15g，生石膏（先煎）20g，合欢皮10g，生甘草5g。7剂，水煎服，每日1剂。

二诊：患者诉服上药期间，大便日行二三次，腹中火炽有减，夜寐渐实。药中肯綮，故守前法。改前方桃仁5g，生石膏（先煎）10g，7剂，水煎服，每日1剂。

三诊：胃中灼热感消失，夜寐安宁，瘀热蠲除，拟益气和血养阴和胃法。处方：太子参10g，炒白术10g，炒白芍15g，麦冬15g，红花5g，丹参15g，莪术10g，当归10g，百合15g，仙鹤草15g，茯苓12g，茯神12g，生甘草5g。14剂，水煎服，每日1剂。电话回访，病证渐愈，随访半年未复发。

按语：患者为青壮年，劳伤过度，脾胃削弱，统血无权，血络受损，溢于肠内，发为黑便。经治疗后血止，病情暂控，但血停瘀留，久而瘀滞化热。《灵枢·痈疽》篇云：“营卫稽留于经脉之中，则血泣而不行，不行则卫气从之而不通，壅遏不得行，故热。”瘀热熏灼胃腑，故胃脘灼热；因瘀致热，故虽渴但不多饮，且以夜间为主；“胃不和则卧不安”，故夜寐不实。气随血脱，加之瘀热耗伤气阴，故又见营阴气血亏耗之症。本案虚实夹杂，瘀血内热为标。

胃热一证，应辨明虚热、实热。本案曾投之化湿清热、养阴清热、甘温除热等药，有时取效，有时无效，凡治多途，病证非但不除，反愈治愈热。单教授认为本案符合王清任所谓“灯笼病”，《医林改错》云：“身外凉，心里热，故名灯笼病，内有瘀血。”认为虚热，愈补愈瘀；实火，愈凉愈凝。本案以祛瘀和血、泄热和胃为治疗大法，兼顾中焦气阴，取血府逐瘀汤治之。

本案病位在中焦胃腑，胃腑血出留瘀，瘀久化热，以血府逐瘀汤化裁。桃仁、红花、赤芍和血祛瘀，使瘀化而热自清；枳壳、合欢皮以理中焦气机，寓理气于活血之中，又取“气行则血行”之意；生地黄、当归、白芍、牡丹皮以滋养营血、养血祛瘀而无耗血之弊；玉女煎养胃阴、清胃热；麦冬、石斛养阴以护胃络，并制枳壳、合欢皮理气燥热之性；生石膏甘寒质重，独入阳明，清泄胃中有余之瘀热；牛膝导热引血下行；仙鹤草清中安络止血，止血不留瘀；谷芽、麦芽消食健中；甘草调和诸药。全方融和血、祛瘀、泄热、益气、滋阴、养血、行气、安络等法为一体，组方合理故收效显著。三诊瘀热几已除尽，转投轻清灵动的益气和血、养阴护胃之品以收全功。

（时　乐、刘　晓、唐昭荣）

运用益气升阳法治疗子肿验案

何某，女，26 岁。2002 年 10 月 12 日初诊。

妊娠 7 月余，双下肢浮肿 1 月余。患者长期办公室工作，近 1 个月双下肢浮肿，皮肤光亮，按之凹陷，B 超示胎儿发育正常，血压 140/88mmHg，尿检正常，在当地医院予中药五皮饮、猪苓汤等治疗，药停肿复，延请单兆伟教授诊察。刻下症：精神疲乏无力，气短懒言，面色㿠白无华，口淡无味，不思纳谷，头昏寐差，时有腰酸，小溲短少，大便稀溏，日行二三次。查其舌苔薄白，苔面水滑，舌质偏淡，脉细滑。辨为子肿，乃脾虚湿盛。处方：生黄芪 10g，潞党参 10g，炒白术 10g，茯苓 12g，大腹皮 10g，泽泻 15g，桑白皮 10g，陈皮 5g，炙升麻 5g，柴胡 5g，宣木瓜 10g，生甘草 5g，炒谷芽 15g，炒麦芽 15g。3 剂病证大解，双下肢浮肿明显消退，纳谷渐馨，小溲清频，大便转干。原方加菟丝子 10g，沙苑子 10g，继服 5 剂。药后肿退，直至分娩，病证未发。

按语：妇人妊娠时，因胎气在中，以致升降不利，水较常人而偏居于下，又加之调养不及，水湿停聚加重，发为“子肿”。饮食入胃，须赖脾阳蒸动，肝气疏泄，上归于肺，而后下输膀胱。脾气失运，肝气郁滞，均致水不化气，停聚成肿。单教授谓："土者，所以滋生气血，培养胎妊之本。"土壤肥沃方能孕育胞胎，选补中益气汤化裁。方中党参、黄芪、白术、茯苓、甘草益气补脾，使脾胃运化健旺；佐以升麻、柴胡升散，陈皮疏理气机，谷麦芽助运开胃，水谷之清气上升而浊阴自降。患者水湿停聚较重，恐其妨碍胞胎生长，以桑白皮、泽泻、大腹皮、茯苓、木瓜利水消肿。全方组合标本兼治，待水肿去其大半，勿忘兼顾安胎，所以二诊时加用菟丝子、沙苑子益肾安胎，以收全功。

（时　乐）

孙浩临证治验

治疗心因性咳嗽验案

王某，女，45岁。1999年12月5日初诊。

患者常于初冬或早春发生咳嗽，已连发3年，服镇咳、消炎药无效。此次发作已近1年未愈，至孙浩老中医处求诊。刻下见咳嗽阵发，连声不断，甚则面红，腰曲，呛吐，出汗。咽部异物感，常刺激咳嗽，夜寐如常，饮食不减，舌红，苔薄黄，脉弦数。查咽部阴性，两肺听诊呼吸音稍粗，未闻及哮鸣音。胸部X光检查示两肺纹理增粗。从患者谈吐中知其平素情激易怒，多愁善感。病属肝病波及心肺。析其病机，肝气偏亢，扰于心智（母病及子），逆其肺气（木旺侮金），故咳嗽阵作，入夜心肝气平则咳嗽止。本“见咳休止咳”之义，重在治肝。处方：生赭石（先煎）30g，石决明（先煎）30g，钩藤（后下）15g，生甘草15g，淮小麦30g，大枣3枚，百合20g，生地黄15g。连服5剂，咳减大半，胸胁疼痛亦明显减轻，续服5剂，咳止。嘱患者经常注意调节情志，安定心神，以免再发。

按语：心因性咳嗽的病因与精神心理因素有关，本病多发生于40～50岁的中年妇女，男性患者少见。其特征是：咳嗽每在精神紧张或情绪波动时发作，呈阵发性剧咳，甚则曲背弓腰，胸胁胀痛，小溲不约。寐时不咳，睡眠如常。中医学无此病名，但比照其临证表现与《黄帝内经》中所谓“肝咳”“心咳”有相似之处，如《素问·咳论》云“肝咳之状，咳则两胁下痛”“心咳之状，咳则心痛，喉中介介如梗状”。孙浩治疗此类咳嗽常用镇肝养心药并辅以心理调适。方中赭石、石决明、钩藤均入肝经，功能镇肝平肝；甘麦大枣汤定志安神缓急；百合地黄汤养心益肺。方中未用镇咳之品，却着眼肝心两脏，通过五行生克乘侮之联系以治肺止咳，组方妥帖，谨守病机，疗效堪夸。

（时　乐）

运用甘麦大枣汤治心因性疾病验案三则

甘麦大枣汤为医圣张仲景所创，由“甘草三两，小麦一升，大枣十枚”组成，主治“妇人脏躁，喜悲伤欲哭，像如神灵所作，数欠伸”（《金匮要略·妇人杂病脉证并治第二十二》）。其方用小麦滋养心气，甘草、大枣甘润生阴，使心肝脾肾受养则其躁自平矣。

【病案1】心脏神经官能症

本症因烦劳过度，心气受损，以致心动过速，久劳则暗耗心血，过速则易损心阴，心脉失其所养，故见心悸、怔忡之证。

赵某，女，36岁，小学教师。1993年9月20日初诊。

患者其性争强好胜，每遇事繁重时，即觉心烦似火，面红汗出。近来自觉心跳加快，咚咚有声，卧时尤甚，不安枕席。头晕耳鸣，口干，小溲频数，舌红苔黄，脉细数。查甲状腺功能三碘甲状原氨酸（T3）、甲状腺素（T4）、促甲状腺激素（TSH）均正常，心电图提示窦性心动过速。证属劳心耗血，并损肝肾之阴，致使心中悸动不已，此属“怔忡”也。诊为心脏神经官能症。治以养血滋阴，宁心定悸。处方：甘草15g，淮小麦50g，红枣5枚，酸枣仁10g，柏子仁10g，远志5g，茯神15g，莲子心5g，磁石（先煎）30g，知母10g，生地黄10g。7剂，水煎服。药后心定神安，原方再进7剂，嘱调其心志可矣。

【病案2】肠易激综合征

肠易激综合征（IBS），是因大肠传导功能异常而引起的一种疾病，腹泻型多见，便质厚薄不一，有时夹黏液或不消化食物，便前腹痛，便后缓解，病程较长，常常伴有焦虑、抑郁、强迫等精神心理症状。

李某，女，50岁，厂医。1995年5月8日初诊。

患者平素多愁善感，郁郁寡欢，2年前即觉体虚多病，头晕眼花，体乏少力，不愿坚持工作，遂回家疗养。近年来，又感心虚胆怯，敏感多疑，甚至怀疑所食菜肴是“发物”或不洁之品，食后即腹泻，日行数次，常多日不止，服用“黄连素”后泻止，但易反复发作，常为此忧心忡忡，夜多惊梦。肠镜检查示结肠炎。血检肿瘤标志物阴性。患者之恐因心、肝、肾虚所致，《黄帝内经》云“肝病善恐”，《金匮要略》谓“心气虚者，其人则畏”，心肝之恐并伤于肾，肾伤则气下，故腹泻。此非“痛泻”之证，非“痛泻要方”所宜。处方：甘草 15g，淮小麦 50g，红枣 5 枚，炒党参 15g，茯神 15g，益智仁 15g，石菖蒲 3g，远志 5g，山萸肉 15g，覆盆子 15g，山药 15g，琥珀粉 2g（分冲）。以滋养心气，补益肾气，兼顾肝脾。本方连服 5 剂，并嘱调整心态，快乐无忧，即可自愈。药未尽，其病竟瘥。

【病案 3】咽神经官能症

此症多因心理因素所致，遇不遂意事，即耿耿于怀，肝失条达，气结于咽，形成以咽部有异物感为主的症状，类似“梅核气”“噎证”等病表现。

张某，女，35 岁，村妇女主任。1996 年 5 月 13 日初诊。

患者 2 个月前因遇事不遂而怏怏不乐，常觉咽部如有棉团阻塞其间，时时清嗓，咽之不下，咯之不出，疑为食管癌。查胃镜示慢性浅表性胃炎。此症虽如梅核气，但无胸痞、痰凝、苔腻之症，非“半夏厚朴汤”证。处方：甘草 15g，淮小麦 50g，红枣 5 枚，生白芍 15g，娑罗子 5g，佛手片 5g，绿萼梅 5g，合欢花 5g，香附 10g。予养肝中佐以开郁。服药 3 剂后，咽部异物感即或有或无。再服 3 剂，其感遂失。

按语：心因性疾病属中医“郁证”，凡“七情内伤”“五志过极”均与脏腑功能相关，情志过激或抑郁，可使脏腑气血阴阳失调而致病。当世之人生活工作压力大，郁证较为多见，其症状表现不一，可及头面、躯体、内脏等，特点之一为其病加重与情志因素关系密切，各种理化检查，明显阳性者较少，以影响脏腑功能为主。因郁证经久不愈，有的可从功能疾患向器质性病变转化，即《临证指南医案·郁》所述“郁痨沉疴”之证。诚如《黄帝内经》云“肝苦急，急食甘以缓之”“心病者，宜食麦”。甘麦大枣汤属甘缓之剂，方中小麦养肝补心，除烦安神；甘草平补心气，和中缓急；大枣质润，益气和中，润燥缓急。现代研究表明该方具有调节神经、免疫、内分泌、消化、呼吸等系统的功能，凡属这些系统的功能性疾病，只要辨证为脏阴不足、虚火内生、内动血耗者，均可用之。诸案中配合使用养心安神、养胃助运、理气疏肝之药物，药味不多，入口不苦，患者易于接受。此外，郁证需重视劝慰开导，“全在患者能够移情易性”，医者需如《灵枢·师传》所谓“告之以其败，语之以其善，导之以其所便，开之以其所苦，虽有无道之人，恶有不听者乎”，才可功效两全。

（时　乐、高　军、吴祝平）

运用中药酊剂经验

龙冰酊

组成：蚯蚓（又名曲蟮、地龙），活而肥大者 15～20 条，冰片 3～5g，75% 乙醇 100～150mL。

用法：将蚯蚓洗净泥土，加入冰片同捣如泥，大口瓶盛贮，兑入乙醇浸泡。瓶口塞紧，用时摇晃。约一二小时后，用药棉蘸涂患处，1 日数次。

功用：散热解毒。

主治：小儿赤游丹（丹毒）。

方解：蚯蚓味咸，性寒，诸家本草均谓其有解热之功，善治“温病大热”“天行诸热”（《本草拾遗》）。冰片味辛、苦，性凉，“能引火热之气自外而出”（《本草经疏》），长于治疗各种局部炎性疾病。乙醇外用有加速皮肤散热作用，并可防腐。小儿丹毒为“内有积热，外受风毒，搏于气血”（《小儿卫生总微论方》），发于皮肤。此方宣散皮肤风热，解毒消肿，最为合拍。

藤黄酊

组成：藤黄 50g，研细，加入 75% 乙醇 300mL，瓶贮浸泡，摇匀。

用法：以消毒棉签蘸涂患处，每日二三次。

功用：解毒消炎。

主治：局部急性炎症，痈疽疖肿，毒虫叮咬。

方解：藤黄为藤黄科植物藤黄的胶质树胶，成品呈圆柱形，色橙黄，为国画用黄色颜料，质脆易碎，主产印度及泰国。味酸、涩，性温，有大毒。本品始见于唐代《海药本草》，主“虫牙蛀齿，点之便落”。清代赵学敏《本草纲目拾遗》始论之甚详，所治之症亦多，如痈、疽（脑疽、骨疽）、眼疾、疮（疔疮、金疮、臁疮、坐板疮）、癣、无名肿毒、各种外伤（刀、斧、木、石、汤、火伤）等症。藤黄外治小儿疖肿及毒虫叮咬，是孙老的家传验方，其效用已为现代药理实验所证实。本品中的“藤黄宁”具有抗菌作用，尤其是对金黄色葡萄球菌有较强的抑制作用。

活血定痛酊

组成：降香、血竭各5g，共研细末，加入75%乙醇100mL浸泡，用时摇晃。

用法：用药棉涂擦患处，1日3次。

功用：活血消肿止痛。

主治：跌打损伤，闭合性损伤皮肤未破者。

方解：降香有行瘀止痛的作用，《伤科补要》“紫金丹”中，本品与乳香、没药、川乌、松节、苏木、蝼蛄等为伍，用治跌打损伤，瘀血疼痛。李时珍云：“今折伤家多用其节，云可代没药、血竭”（《本草纲目》），可见其功效卓著。血竭行瘀止痛，适用于外伤血瘀肿痛，李中梓盛赞其“走南方兼达东方，遂作阴经之主，和新血且推陈血，真为止痛之君”（《医宗必读》）。乙醇有透入肌肤、血络的作用。两药配成酊剂，涂于小儿跌打损伤处，适用于局部青紫，皮肤未破者，屡获良效。

（时　乐、高　军）

运用疏风活血法消风团经验

风团，又名“风疹块”，西医称之为“过敏性荨麻疹”，由某种过敏源引起，一般好发于春季。但顽固性荨麻疹则反复发作，不拘时令。发作时，遍身有大小不等的红色疹块，高出皮肤，重者头面红肿如云霞、瘙痒，遇冷、热刺激，其痒更甚。孙浩认为“痒属于风”，因风热入于血分而发，应用疏风解热、凉血活血药物治疗，效果较好。

组成：荆芥10g，防风10g，蝉蜕10g，地肤子10g，白蒺藜10g，生甘草5g，牡丹皮10g，全当归6g，赤芍10g，紫草6g，地骨皮10g。顽固性荨麻疹加地龙10g，刺猬皮9g，通络泄热。上药为1剂量，水煎服2次，连续服用5~10剂。此方亦用于儿童，剂量减半即可。

在发作期忌食鱼虾蟹等海鲜“发物”及辛辣刺激之物。

（时　乐）

治疗唇风验案

唇风大致相当于现代医学的慢性剥脱性唇炎。该病是由于外界环境刺激，不良生活习惯等因素导致的唇黏膜非特异性炎症性疾病，其发病可能与寒冷、干燥、日光照射、烟酒刺激，以及舔唇、咬唇或体内缺乏 B 族维生素等因素有关，儿童和青年女性多见，以冬春干燥季节多发，严重者可四季发病。

孙浩提出，小儿唇风发生的原因不外乎内、外二因。内因乃小儿心常有余，脾常不足，无论是感受外邪、伤于乳食，还是他脏疾病伤及心脾两脏，均可导致心脾积热，上发于口唇；外因与风邪、湿邪关系最大，伤于口唇，内外合邪，循经上泛于唇而发病。“脾开窍于口，其华在唇”，心为脾之母，火乘土位，脾虚则血不荣于口唇，风火由发，而成唇风。故孙浩认为，唇风的病位在心脾，心脾积热，外邪侵袭是主要病机，故治疗总不离清热养阴、祛风化湿。

经某，女，8 岁。2014 年 10 月 8 日初诊。

患者因“口唇皮肤干裂红肿 1 个月”来诊。刻下症：自觉口唇热痛而痒，以口唇为中心弧形分布，喜伸舌舔唇，伴食欲不振，小便赤，大便干结。查体：面赤，咽红，扁桃体 I 度肿大，腹软稍胀，舌质红苔黄，脉滑数有力。证属心脾热甚，外受风邪，上泛口唇。治拟清心泻脾、疏散风邪。处方：生栀子 5g，生石膏（先煎）20g，生地黄 10g，黄芩 10g，陈皮 6g，石斛（先煎）15g，连翘 10g，淡竹叶 20g，炙鸡内金 6g，莱菔子 10g，蝉蜕 10g，生甘草 5g。5 剂，水煎服。

二诊：患儿口唇热痛及痒感减轻，舌红苔白腻，脉滑数，上方去生石膏以免苦寒之品日久败胃。5 剂，水煎服。

三诊：患儿口唇无痛、痒，饮食、二便正常。查体：精神愉悦，面色淡红，口唇略干，偶有脱皮，舌红少苔脉数，治法更为养阴清热润燥。处方：沙参 10g，麦冬 10g，生地黄 10g，黄芩 10g，陈皮 6g，石斛（先煎）15g，淡竹叶 20g，生白芍 10g，生甘草 5g。5 剂服后诸症消失痊愈。

按语：方中栀子为主药，性味苦寒，功可泻火清热，善清三焦之火，配合生石膏、石斛，善清脾胃之火；生地黄、淡竹叶、生甘草配黄芩清心脾积热；蝉蜕祛风止痒；连翘、莱菔子、鸡内金、陈皮消积助运，仿“保和丸”法。后期以沙参麦冬汤加减滋阴润燥，则唇风得愈。孙老用药时刻注意祛邪不伤阴，养阴不助湿。另需嘱托患儿和家长禁食辛辣刺激之品，调节情志，戒除舔唇、咬唇、揭剥唇口死皮等不良习惯，从而大大提高了临床疗效。

（高媛媛）

治疗银屑病验案

银屑病是一种以红斑、鳞屑为主的慢性复发性炎症性皮肤病，俗称牛皮癣。中医学称为“白疕”，其特征是出现大小不等的丘疹，红斑，表面覆盖着银白色鳞屑，边界清楚，好发于头皮、四肢伸侧及背部，男性多于女性。春冬季节容易复发或加重，而夏秋季多缓解。病程日久，顽固难治。《诸病源候论·干癣候》曰：“干癣，但有匡郭，皮枯索痒，搔之白屑出是也。”其症状与银屑病较为相似。

孙浩认为，该病病因不仅有风、热、湿、燥等外邪侵袭，也有血热、血虚、血燥等内因致病。根据不同的病机分别用祛风止痒法、清热凉血法、活血化瘀法和养血润燥法等进行辨证论治。祛风止痒法、清热凉血法治疗血热型银屑病，常用于进行期，药用生地黄、玄参、黄芩、苦参、白茅根、人中黄、牡丹皮、荆芥、防风、紫草等；活血化瘀法治疗血瘀型银屑病，常用于静止期，药用土茯苓、三棱、莪术、红花、赤芍、当归尾等；养血润燥法治疗血虚风燥型银屑病，常用于静止期，病情迁延日久，药用生地黄、蜂房、当归、首乌、白芍、天冬、麦冬、玉竹、石斛等。

时某，男，5 岁。2013 年 1 月 5 日初诊。

患者半年前外感后全身出现红色斑丘疹，以胸背部和四肢伸侧为见，大小不一，境界清楚，少许可见白色鳞屑，偶有瘙痒，经南京明基医院皮肤科皮肤活检，确诊为银屑病。刻下见纳馨，二便调，寐安稳，舌尖红，苔薄白，脉弦数。证属风盛血热。治以凉血清热解毒。处方：牡丹皮 10g，紫草 5g，人中黄 15g，生地黄 12g，地骨皮 10g，土茯苓 15g，土牛膝 12g，赤芍 10g，苦参 10g，炒黄芩 6g。7 剂，水煎服。另用地肤子 15g，白蒺藜 15g，白鲜皮 15g，金银花 15g，连翘 15g。5 剂煎水外用，洗浴全身。

二诊：患者药后红色斑丘疹渐收，舌脉同前。治以上方加减：口服方去黄芩，加生薏苡仁 15g。5 剂。外洗方，继用 14 剂。

三诊：患者皮疹渐收，未见新疹出现。上方分别加减：牡丹皮 10g，紫草 5g，人中黄 10g，生地黄 10g，土茯苓 15g，土牛膝 12g，赤芍 6g，生薏苡仁 15g，苦参 6g，陈皮 5g，连翘 6g。14 剂，水煎服。另用白鲜皮 20g，蛇床子 15g，红花 5g，赤芍 15g，连翘 10g，土牛膝 20g。14 剂煎水外用，洗浴全身。

后以三诊方药继用 1 月余，患儿家长来院告之皮疹基本消失，随访半年未复发。

按语：本案用人中黄、牡丹皮、紫草、生地黄、赤芍、土茯苓等以凉血；金银花、连翘、地肤子、白蒺藜、白鲜皮、苦参等清热解毒、疏风止痒。由于辨证正确，处方合理，在治疗的 2 个多月中，始终以上方为基础增减，病情逐渐减轻，乃至痊愈。孙老告之，该病较顽固，内服加外用是中医药治疗的特色，但切记要避免食物、光线、温度等不良刺激，以防复发。

（高媛媛）

治疗笑证验案

陈某，男，4 岁。

患者 2 天前傍晚时分与邻童玩耍，发生吵闹。其母闻之，便携其回家，但患儿所欲未遂，愤愤不已，至家中仍詈骂不休，精神反常，坐则凝眸直视，旋即大笑，前俯后仰，不能自制，家长令止也无济于事，不食不喝。至夜，疲惫不堪始入寐。次日，醒来又笑，其状同前，家长带其来请孙浩诊治。刻诊见患者频频失笑，但意识清楚，尚可对答。察其舌质偏红，苔薄白，中部淡黄，脉弦滑小数，余无特殊。此属笑证，乃肝火扰动心神所致。治当清心泻火，豁痰开窍。处方：生龙骨（先煎）20g，生牡蛎（先煎）20g，淮小麦 20g，茯神 10g，胆南星 6g，姜竹茹 6g，姜半夏 6g，益智仁 6g，石菖蒲 4g，化橘红 4g，龙胆草 5g，生栀子 3g，生甘草 3g，小红枣 3 枚。药进 1 剂后，即安然入寐，晨起笑证若失，神志如常，纳香。经随访半年未再发。

按语：“笑证”系由心火炽盛所致。《素问·阴阳应象大论》：“南方生热，热生火，在藏为心……在声为笑，在变动为扰……在志为喜。”可见“笑证”乃是心神异常变化所致。《素问·调经论》又谓：“神有余则笑不休。”从发病过程来看，本病由于情志恼怒，木郁化火，痰火互结，上扰于心所致。秦越人云："心实之病，法宜泻之。"孙老在处方中用龙胆草、栀子泻火；竹茹、胆南星、半夏、橘红化痰；石菖蒲、益智仁通窍安神；龙骨、牡蛎平肝潜镇；甘麦大枣汤调摄心神。痰热去，心神安，故笑证自愈。

（时　乐、高　军）

运用清金泻木法治疗肝咳验案

季某，女，4 岁。

患者顿咳经旬，咳则连声不断，目赤、面青、腰曲，甚则呛吐饮食，眼睑浮肿，情志易躁，脉弦数，舌质红，苔黄腻。前医多以清肺化痰诸法治之，效均欠佳。孙浩认为，该患者病本肝旺脾虚，痰湿内蕴，复感时气，交缠肺络，此天行顿咳之证也，仿钱乙泻青丸之意，予清金泻木法治之。处方：桑叶络 9g，炒黄芩 6g，生栀壳 5g，南沙参 9g，麦冬 9g，钩藤（后下）12g，白僵蚕 6g，全蝎 3g，桃仁 5g，山慈姑（研粉分两次冲服）1g。3 剂。

二诊：药后顿咳大减，咳势亦减，已不呛吐，脉象渐平，苔微黄腻。原方去栀子、全蝎，加川贝末（冲服）1.5g，百合 10g，碧玉散（布包煎）15g。3 剂。

三诊：痉咳已解，咳则一二声而已，嗽有痰声，黄苔尽退，治当补脾实肺。予参苓白术丸、补肺散化裁补之而瘥。

按语：北宋儿科名医钱乙谓："痰困十之八九，所以然者，面青而光，肝气旺也。春三月者，肝之位也，肺衰之时也。"认为此时肝所胜，必治肝，故"急予泻青丸，泻后与阿胶散实肺"。此法即制肝实肺之法，乃运用五行生克理论及病理变化关系所采取的一种治法，钱氏泻青丸为后世医家治咳别开新径。《活幼新书》"白附饮"所治"肝木克脾土"之咳嗽乃"咳嗽之极时顿呕吐乳食与痰俱出尽方少定"，类似今日之百日咳、慢性咳嗽、变异性哮喘等，其方之制无不受钱氏影响。后世医家创立了许多平木清金、泻木安土、培土生金等方，大大发展了治咳方药。孙浩在一诊中选白附饮去白附子、南星、半夏、川乌、丁香等辛香燥热之品，仍留钩藤、僵蚕、全蝎、桑叶等平肝清肝之药，加清肺化痰之黄芩、南沙参、山慈姑等品；二诊去走窜之品，加入碧玉散，仍以泻木为主，稍佐养阴之百合；至三诊之时，肝木已平，转以实脾养肺，已期全功。纵观整个治疗过程，次第分明，方证妥帖。

（时　乐、高　军）

运用桂枝加黄芪汤验案

桂枝加黄芪汤出自《金匮要略·黄疸病》："诸病黄家，但利其小便，假令脉浮，当以汗解之，宜桂枝加黄芪汤主之。"全方由桂枝、白芍、甘草、生姜、大枣、黄芪组成，具有调和营卫，通阳除湿之功，为仲景治疗黄汗，黄疸而有脉浮，表虚症状之主方。孙浩根据其中桂枝汤可解肌和营，调和阴阳，黄芪可补气固表之功用，临证多有发挥，现举四例验案如下。

【病案1】小儿汗证

赵某，男，7岁。2012年5月16日初诊。

患者自3岁入托以来稍稍运动则大汗出，夜间睡眠时背部及头汗出，汗湿衣被，常常易感，曾经多方诊治，效果欠佳。后孙浩处就诊。刻下症：面色稍白，形体适中，鼻流清涕，偶咳，手心湿润，舌质淡、苔薄白，脉细。证属脾肺气虚，营卫不和。治宜补益脾肺，调和营卫。方用桂枝加黄芪汤加味。处方：生黄芪10g，煨白芍9g，桂枝9g，炒白术8g，炒防风5g，碧桃干8g，炒山药8g，炒麦芽8g，生姜3片，大枣4枚，生甘草3g。5剂后汗出减轻，上方继续服用5剂，诸症明显好转。后用上方剂量，制水泛丸调理而愈。

按语：小儿多汗临床常自汗、盗汗二证皆具，多为阴阳失调、腠理不固而汗液外泄。宋·陈无择在《三因极一病证方论》中对自汗、盗汗做了鉴别："无论昏醒，浸浸自出者，名曰自汗；或睡着汗出，即名盗汗，或云寝汗。"至明代张景岳对汗证做了系统概括，认为一般情况下自汗属阳虚，盗汗属阴虚，但"自汗盗汗亦各有阴阳之证，不得谓自汗必属阳虚，盗汗必属阴虚也"。孙浩认为本例患儿入托后易感多病，致耗伤肺气，表虚不固，腠理开泄而自汗；或因表虚卫弱，微受风邪，致营卫不和，卫外失司而汗出。方中黄芪益气固表，少佐防风达表；桂枝、白芍两药合用，一散一收，调和营卫；姜、枣相合，可升腾脾胃生发之气而调和营卫；炒白术、炒山药健脾补肺，碧桃干敛汗。故脾肺健、气自壮而表自固，营卫调而汗自止。

【病案 2】过敏性鼻炎

陈某，女，12 岁。2008 年 10 月 12 日初诊。

患者平素易感冒，常冷汗出，夜寐则鼻塞不通，清晨起床即发鼻痒，继而喷嚏频作，流清涕，经耳鼻喉科检查诊为过敏性鼻炎，服用抗过敏药开瑞坦、西替利嗪及外用内舒拿等，初始症状缓解明显，但不久复发如故，于多家医院辗转治疗，效不佳。至孙浩处就诊。刻下症：面色发黄，时有喷嚏、流清涕，舌质淡，舌苔薄白，脉浮缓。证属肺气虚寒，表虚不固，营卫不和，鼻窍不利，治宜补气温肺固表，调和营卫，宣通鼻窍。方用桂枝加黄芪汤加味。处方：生黄芪 10g，太子参 8g，煨白芍 9g，桂枝 8g，防风 5g，干姜 3g，大枣 4 枚，生甘草 3g，苍耳子 5g，细辛 3g，五味子 5g。7 剂后复诊，喷嚏明显减少，上方干姜易生姜 3 片，续服 10 剂。后服用补中益气丸调理而愈。

按语：本病与中医学“鼻鼽”相类似，其发生以肺气虚寒为主因。肺主一身之表，开窍于鼻，故肺气虚则表不固，风寒易乘虚而入，使肺气不得通调，鼻窍不利而为病。故用生黄芪、太子参、煨白芍、桂枝、防风、干姜、大枣、生甘草，温肺固表，调和营卫；苍耳子，细辛宣通鼻窍。孙浩嘱患者后期服用补中益气丸即“培土生金”之义，深合“虚则补其母”之理。

【病案 3】反复呼吸道感染

林某，男，5 岁。2010 年 11 月 23 日初诊。

患儿自 3 岁后，即反复发生呼吸道感染，经常输液治疗，每次皆需 10 天左右方可好转，严重影响患儿身体生长发育及家庭生活。此次慕名来孙浩处就诊。家长代诉患儿素来胃纳不佳，二便尚可，夜寐欠宁，汗多。刻下症：形体瘦弱，面色淡白，山根色青，咳嗽阵作，喉间有痰，咽不红，舌质淡白，苔白中部稍厚，脉细弱。证属脾肺气虚，营卫失和，痰湿阻肺。治宜健脾补肺，调和营卫，化痰止咳。处方：生黄芪 8g，煨白芍 4g，桂枝 6g，大枣 1 枚，生姜 3 片，甘草 2g，炒麦芽 8g，川贝母 4g，橘红 6g，前胡 5g，茯苓 8g。5 剂后复诊，咳痰减少，咳嗽好转，舌苔已退。上方去川贝母加米炒太子参 8g，续服 7 剂。后以桂枝加黄芪汤散方调理 5 个月。患儿在服用散方后，呼吸道感染明显减少。

按语：反复呼吸道感染是指 1 年以内发生上、下呼吸道感染的次数频繁，超出正常范围，是儿科常见病，主要发生在 5 岁以下儿童。中医学没有此病名，据其临床表现类似于古代医籍的虚人感冒、体虚感冒。孙浩认为其发病机制多为小儿肺脾虚亏，或先天禀赋不足，正气虚弱，卫外不固易为外邪侵袭。本例患儿久病体虚，脾肺不足，痰湿内阻故治宜健脾补肺，调和营卫，兼化痰止咳。故用生黄芪、太子参、煨白芍、桂枝、生姜、大枣、生甘草健脾补肺、调和营卫，川贝母、橘红、前胡、茯苓健脾化痰止咳，标本兼治。后期散方以固本为要。

【病案 4】感染后咳嗽

田某，女，5 岁。2009 年 9 月 15 日初诊。

患儿自 3 岁入托以来反复呼吸道感染，病后咳嗽长时间不愈。1 个月前，患儿支气管肺炎治疗后，每晚睡前及早晨起床后阵咳，有时咯吐清痰，白天单声偶咳，时流清涕，伴汗出，胃纳不佳，曾先后服用多种抗菌药及抗过敏药，效不佳。至孙浩处求诊。刻下症：面色白，时有喷嚏流清涕，咽部不红，舌质淡白，舌苔薄白，脉浮缓。证属脾肺气虚，营卫失和。治宜补益脾肺，调和营卫。处方：生黄芪 8g，煨白芍 6g，山药 6g，桂枝 3g，大枣 2 枚，生姜 2 片，甘草 3g，炒麦芽 8g，川贝母 4g，紫菀 6g，前胡 5g。嘱其停用一切西药，5 剂后复诊，咳嗽明显好转，胃纳渐佳。后服用玉屏风散调理。

按语：感染后咳嗽属于亚急性咳嗽，临床常见，是一种自限性疾病，但频繁和过度的咳嗽会影响患儿及其家庭的日常生活，所以仍应给予恰当治疗。现代医学对感染后咳嗽的机制尚不明确，通常认为呼吸道病毒感染后导致的气道损伤、炎症、气道高反应性等是可能的成因。中医在此病的治疗上有一定优势。孙浩认为，根据临床表现大致可分为风寒恋肺、肺气亏虚、痰浊阻肺、阴虚肺燥、肝火犯肺五型。该例患儿常易感，咳久不愈伤及脾肺，故治疗应补益脾肺为主。方中生黄芪、山药、大枣、甘草补益脾肺；桂枝合芍药，生姜合大枣调和营卫；川贝母、紫菀、前胡化痰止咳。但患儿久病体弱表卫未固，营阴不守，故桂枝用量宜轻，芍药用量宜重，令解表之中寓敛汗之功。俟后用玉屏风散以收全功。

（高　军）

运用经方治小儿咳嗽验案

咳嗽一症，为儿科最常见的肺系疾病之症状，四诊合参，其病因病机多端，故治疗各异。孙浩在多年的临床实践中，辨证精准，切中病机，善用经方治疗多种小儿咳嗽，现举五例验案如下。

【病案1】调胃承气汤通腑肃肺以治咳嗽

金某，女，4岁。2009年8月16日初诊。

患者咳嗽6天来诊。因发热咳嗽家长给予感冒药治疗后，热退而咳嗽未愈，咳而有痰，烦躁寐欠安，纳呆，大便已1周未解，舌苔满布，黄厚腻。证属痰湿内阻，腑气不通，治以通腑肃肺。处方：生大黄（后下）5g，玄明粉（冲服）3g，制半夏6g，橘红5g，炒白苍术5g，川郁金10g，炙甘草3g。2剂，隔日1剂服用。

二诊：患儿大便已通，咳嗽已止，睡眠已安，纳稍增，舌苔稍厚，予王氏保赤丸口服巩固疗效。

按语：《伤寒论》调胃承气汤原文："太阳病三日，发汗不解，蒸蒸发热者，属胃也，调胃承气汤主之。""伤寒吐后，腹胀满者，与调胃承气汤。""阳明病，不吐，不下，心烦者，可与调胃承气汤。"可见此方具有泄热和胃，润燥软坚的功效。孙浩认为，该患儿外感表证后出现烦躁寐不安，便秘等症，属阳明腑实，热虽聚于胃，而未见潮热谵语等症，主以调胃承气汤。方中以大黄苦寒泄热去实；玄明粉咸寒，润燥软坚，通利大便；炙甘草甘平和中；加制半夏、橘红化痰燥湿；郁金行气解郁。诸药合用，共奏通腑肃肺止咳之功。

【病案2】半夏泻心汤降逆消痞以治咳嗽

王某，男，6岁。2010年2月9日初诊。

患者因发热，咳嗽，痰多气粗来诊。患儿素体肥胖，昨日贪凉后晚间始发热，微恶寒，无汗，咳嗽，痰多气粗，呕出黏痰，腹胀，大便稀溏量少，其味酸臭，苔黄腻，脉滑数。证属外感痰食互结，中焦气机痞塞，治以疏风解表，降逆消痞。处方：淡豆豉8g，薄荷（后下）3g，制半夏8g，炒黄芩5g，川黄连2g，淡干姜2.5g，茯苓10g，甘草3g，大枣3枚。3剂，水煎服。

二诊：患儿汗出热退，痰少咳减，不呕吐，腹胀消，大便正常，治当健脾化湿。处方：茯苓10g，炒白术8g，焦薏苡仁10g，炒扁豆8g，制半夏6g，橘红5g，炒枯黄芩6g，莱菔子5g，甘草3g，大枣3枚。5剂，水煎服。

按语：半夏泻心汤原文："伤寒五六日，呕而发热者，柴胡汤证具，而以他药下之，柴胡证仍在者，复与柴胡汤。此虽已下之，不为逆，必蒸蒸而振，却发热汗出而解。……但满而不痛者，此为痞，柴胡不中与之，宜半夏泻心汤。"孙浩认为，该患儿本有痰食内结，加之外感风寒，导致寒热错杂之邪痞塞于中焦，脾胃升降失和，故出现发热、咳嗽痰多、腹胀、肠鸣下利、恶心、呕吐等症，故治以淡豆豉、薄荷轻清达表，使邪从汗，并用半夏泻心汤苦降并开，加茯苓健脾利湿。因有外感表邪，故弃用人参，以防闭门留寇。二诊诸症悉解，即以健脾化湿善其后。

【病案3】小青龙汤温化水饮以治咳嗽

刘某，男，10岁。2010年2月15日初诊。

患者因恶寒发热，咳嗽气喘，难以平卧来诊。患儿素有哮喘史，昨夜受风寒后即恶寒发热，咳嗽气喘，喉中痰鸣如水鸡声，痰出清稀，纳差，舌淡苔薄白，脉滑。证属外感风寒，内有停饮，治拟解表散寒，温化水饮。处方：炙麻黄6g，炒白芍10g，细辛2g，干姜2g，桂枝8g，制半夏8g，化橘红5g，五味子3g，甘草3g。3剂，水煎服。

二诊：患儿恶寒发热已解，咳嗽已稀，喉中痰声已少，睡卧安宁，效不更方，原方再进3剂。

三诊：患儿咳喘已平，唯肺脾气虚，哮喘易反复发作，拟补中益气丸常服以补益肺脾。

按语：小青龙汤原文："伤寒表不解，心下有水气，干呕，发热而咳，或渴，或利，或噎，或小便不利，少腹满，或喘者，小青龙汤主之。""伤寒，心下有水气，咳而微喘，发热不渴。服汤已，渴者，此寒去欲解也，小青龙汤主之。"孙浩认为，该患儿受风寒后即恶寒发热，此为太阳表证；咳嗽气喘，难以平卧，喉中有痰齁声，时咳吐白痰，此为内有水饮之邪，水饮泛滥，干犯肺胃，致肺失宣降，胃气上逆，故治以麻黄发汗、平喘、利水，配桂枝则增强通阳宣散之功；芍药与桂枝配伍，调和营卫；干姜、细辛散寒化饮；五味子敛肺止咳；半夏降逆化痰；化橘红理气宽中，燥湿化痰；甘草和中兼调和诸药。

【病案4】麻杏石甘汤清宣肺热以治咳嗽

吴某，女，9岁。2010年4月28日初诊。

患者因发热咳嗽气喘3天来诊。家长给服感冒药后汗出热不解，咳嗽加重，伴气喘，痰多黏稠，不易咯出，纳差，大便干结，小便黄，苔薄黄，脉浮数。证属邪热壅肺，肺失清肃，治拟清宣肺热。处方：炙麻黄6g，杏仁4g，甘草3g，生石膏（先煎）20g，浙贝母10g，炙桑白皮8g，紫苏子10g，莱菔子6g。3剂，水煎服。

二诊：患儿热退，咳嗽大减，痰少，大便已通，原方去炙桑白皮，加茯苓、焦薏苡仁各10g，再进5剂。

按语：麻杏石甘汤原文："发汗后，不可更行桂枝汤，汗出而喘，无大热者，可与麻黄杏仁甘草石膏汤。""下后，不可更行桂枝汤，若汗出而喘，无大热者，可与麻黄杏仁甘草石膏汤。"孙浩认为，该患儿服药后汗出热不解，说明邪热已入里迫肺，肺失清肃，故见喘息；热灼肺津，炼液为痰，壅闭于肺，故痰多黏稠，不易咯出；大便干结，小便黄，苔薄黄，脉浮数，均为里热的表现。故用麻杏石甘汤清宣肺中郁热而定喘，加浙贝母、紫苏子、炙桑白皮、莱菔子降气化痰。

【病案5】桂枝汤调和营卫以治咳嗽

余某，男，4岁。2010年8月30日初诊。

患者因低热咳嗽6天来诊。患儿6天前恶寒发热，在外院治疗后，仍有低热，咳嗽，动辄汗出，纳差，大便偏干，舌淡红，脉浮缓。证属营卫不和，治以调和营卫。处方：桂枝6g，炒白芍6g，甘草3g，生姜1片，大枣3枚，杏仁4g，莱菔子8g。3剂，水煎服。

二诊：患儿热退，汗止，咳嗽大减，纳渐增，大便通。上方加太子参8g，茯苓8g，再服5剂巩固疗效。

按语：桂枝汤原文："太阳中风，阳浮而阴弱，阳浮者，热自发，阴弱者汗自出，啬啬恶寒，淅淅恶风，翕翕发热，鼻鸣干呕者，桂枝汤主之。"桂枝汤为仲景群方之冠，具解肌发表、调和营卫之功，为治疗太阳中风之首方。孙浩认为，本例患儿低热、咳嗽、动则汗出、纳差、大便干、舌淡红、脉浮缓，证属营卫不和，故用桂枝汤调和营卫，加杏仁、莱菔子肃肺利便，故咳嗽自止。

（林　伟、高　军）

治小儿乳蛾经验

乳蛾又名喉蛾（相当于扁桃体炎），前者其形似乳头或蚕蛾命名，后者以发生部位在喉间和形态命名。发生在喉之一侧为单蛾，发生在喉之两侧为双蛾。按其发病长短又分急性乳蛾和慢性乳蛾两种，多见于3～6岁小儿。

一、急性乳蛾

（一）风寒乳蛾

症见恶寒发热无汗，手足欠温，喉一侧或两侧乳蛾突起，Ⅰ～Ⅱ度肿大，色微红，或微痛或不痛，舌苔薄白中根略厚，脉浮。多因风寒之邪搏结喉核发为乳蛾。方用苏羌达表汤合荆芥汤、甘桔汤加减。药用紫苏叶、防风、羌活疏风散寒，荆芥、牵牛子、白芷、连翘、桔梗、甘草等利咽消肿。考诸方书认为，急性乳蛾，多系肺受风热之邪，兼胃有燥热之气（或称胃火），发于咽喉所致。病性属热属火，多治以清宣泻火之剂。从孙浩临床经验所见，属外感风寒而发者十居二三，其辨证要点在于风寒表证凸显，风寒去则乳蛾自消。清·陈宗良所著《喉科指掌·乳蛾门》中明确记录了“风寒乳蛾”和“白色乳蛾”的证候，均主以辛温解表法，可见因风寒而致之乳蛾，在临床上并不罕见。

（二）风热乳蛾

症见咽红如丹，两侧喉核肿大，状似樱桃，上见二三脓点，咽痛，吞咽不利，恶寒发热，体温常在38℃以上，咳嗽，舌红，苔薄白或黄，脉浮数。方用银翘散疏风散热。天花粉、浙贝母清胃润燥；山豆根、板蓝根泻火解毒。外用冰硼散或西瓜霜喷剂喷喉，每日数次。

二、慢性乳蛾

（一）肺脾气虚证

临床表现为体质虚弱，动辄多汗，经常感冒，乳蛾发则滞留不消，色淡红，无脓点，喷嚏，鼻流清涕，偶发低热或不发热，有时咳嗽，常与“过敏性鼻炎”等并发。方用补中益气汤（丸）或玉屏风散加大枣，两方皆补中有散，以补为主，使肺脾气壮，四季不受邪，则乳蛾自可消矣。

（二）肺胃阴虚证

原本肺脾气虚，反复呼吸道感染，乳蛾不消，又因脾虚生化无权，久之转化为肺胃阴虚，虚火上炎，以致蛾体略见增大，咽干微痛，常有低热，两颧泛红，舌光红无苔，脉细数。方用养阴清肺汤去薄荷（生地黄、麦冬、生甘草、玄参、川贝母、牡丹皮、生白芍），加川石斛、地骨皮、射干养阴清热，凉血消肿。外用西瓜霜喷喉，俟症状改善后，予沙参麦冬汤去甘草、桑叶（南沙参、麦冬、玉竹、白扁豆、天花粉），加太子参、黄精、碧玉散（包）、赤芍，意在气阴两固，以杜外感，稍佐清热解毒、凉血活血药，以消乳蛾。

慢性乳蛾有反复发作、僵固不消者，《喉科秘钥》谓之“石蛾”，需应用活血、化瘀、散结药治疗；如久治不消，蛾大妨碍吞咽，并丧失卫外功能易频致感冒者，须及早行手术治疗，以免外邪深入。

（时　乐、高　军、朱明馨）

运用黄芪四君汤治疗小儿杂病验案

【病案1】肾病综合征

孙某，女，10岁，学生。2014年4月14日初诊。

主诉：双下肢反复浮肿一年余加重一周。

现病史：患儿一年前因下肢浮肿，查尿蛋白（++++），血白蛋白25g/L，血总胆固醇10.36mmol/L，诊断为肾病综合征，一直口服泼尼松治疗，症状基本控制，白蛋白及总胆固醇检测正常，但尿蛋白一直未恢复正常。一周来发现下肢浮肿明显，全身乏力，食纳较差，夜寐不安，小便量偏少，大便稀溏，舌胖有齿印，苔少，脉细弱。查尿蛋白（++）。中医辨为水肿。证属脾气亏虚，水湿不化。治以健脾益气，佐以利水消肿。以黄芪四君子汤合五苓散加减。处方：生黄芪12g，太子参8g，茯苓皮6g，炒白术10g，生薏苡仁10g，泽泻6g，桂枝6g，车前子（包煎）6g，猪苓6g，炙甘草6g。7剂，水煎服，每日1剂，分2次口服。

二诊：患者下肢无浮肿，身稍乏力，纳可，寐安，二便正常。舌淡，苔白，脉细。证属脾气亏虚，治以补脾益气。复查尿蛋白（+）。处方：生黄芪12g，太子参8g，茯苓皮6g，炒白术10g，生薏苡仁10g，山药10g，炒扁豆10g，升麻5g，芡实10g，炙甘草6g。7剂，水煎服，每日1剂，分2次口服。

孙师以黄芪四君汤为基础，稍事出入调治患者3月余，患者下肢未再出现水肿。后用黄芪四君汤制水丸，如豌豆大，每次5粒，每日3次，服用半年。随访一年多患者未再出现下肢浮肿，多次复查尿蛋白及生化检查均正常。

按语：肾病综合征最常出现的症状是浮肿和蛋白尿，而蛋白尿中医典籍亦无相应记载，但与中医学所谓“精微”的概念相类似。脾主统摄升清，若脾气不充，固摄无权则脾气下陷，精气下泄，精微下流难摄则产生蛋白尿。《素问·至真要大论》曰“诸湿肿满、皆属于脾”。故孙师认为：脾气亏虚贯穿肾病综合征发病始终，脾不摄精、水湿不化是肾病综合征产生蛋白尿、浮肿的直接机理。首次就诊时以下肢浮肿、全身乏力为主要表现，舌胖有齿印，苔少，为脾气亏虚、水湿不化之征象。方中以黄芪为君药，补气健脾，利水消肿，黄芪、太子参、白术相合益气补脾之功著；黄芪、茯苓皮、猪苓、薏苡仁、泽泻、车前子为伍利水渗湿之效彰，桂枝温阳化气。二诊下肢已无浮肿，水湿已除。脾气仍虚，故去桂枝、泽泻、猪苓、车前子利水药物，加用山药、炒扁豆、升麻、芡实健脾固摄。后以黄芪四君汤制丸口服，以治其本。

【病案2】原发性血小板减少性紫癜

陈某，男，12岁。2014年9月8日初诊。

主诉：皮肤青紫斑点半年余。

现病史：患儿半年前皮肤青紫斑点，查血常规白细胞（WBC）$6.1\times10^9/L$，红细胞（HGB）145g/L，血小板（PLT）$22\times10^9/L$，经骨髓穿刺诊断为原发性血小板减少性紫癜，曾使用泼尼松及丙种球蛋白等药物。半年来皮肤青紫斑点时轻时重。3天前发现皮肤青紫斑点加重，咽痛咽干，食欲不振，夜寐欠安，舌红，苔薄黄，脉细缓。查血常规PLT $30\times10^9/L$，余项正常。据其症及舌脉表现，中医辨证为血证。证属脾不统血、外感热毒。治以益气摄血、清热解毒。处方：炙黄芪15g，太子参12g，茯苓12g，炒白术10g，连翘10g，牡丹皮6g，赤芍10g，水牛角（先煎）15g，炙甘草5g。7剂，水煎服，每日1剂。

二诊：患者皮肤青紫斑点较前减少，咽痛咽干好转，复查 PLT 42 × 10^9/L。治以健脾益气，养阴和血。处方：炙黄芪 15g，太子参 12g，茯苓 12g，炒白术 10g，丹参 15g，当归 10g，熟地黄 10g，墨旱莲 12g，赤芍 10g，炙甘草 5g。7 剂，水煎服，每日 1 剂。

孙师以黄芪四君汤为基本方加味治疗患儿 3 月余，患儿皮肤未再出现青紫斑点。后用黄芪四君汤制散剂，每次 5g，每日 3 次，服用半年。随访一年多患者未再发皮肤紫斑，多次复查血小板均在正常范围。

按语：原发性血小板减少性紫癜根据其临床表现与中医学“阴斑”等疾病相类似。而孙师根据“脾统血”“脾常不足”的理论指出本病发病的根本原因是脾气亏虚。首次来诊时，患儿发病半年有余，病情反复不愈，耗伤正气，正气不足，故易感外邪。咽干咽痛，舌红，苔薄黄为外感热邪之征，脉细缓为气虚之候。故治疗以黄芪、太子参、白术、茯苓、甘草扶正为主，以赤芍、连翘、牡丹皮、水牛角清热解毒去其标。二诊外感去后减连翘、牡丹皮、水牛角加熟地黄、丹参、当归、墨旱莲以活血养血。后以黄芪四君汤制丸口服，以补益脾气统摄血液。

（王其兵、高　军）

论治儿童心脏神经官能症经验

心脏神经官能症又称 β 受体功能亢进症，是神经官能症的一种特殊类型，以心血管系统功能失常为主要表现，可兼有其他神经症状，一般无器质性心脏病的证据，多见于 20～40 岁青年人，尤以女性较多。性格内向、自尊心较强、学习压力大、考试成绩不理想、与他人关系冲突是发作的诱因。本病常因焦虑、情绪波动、过度劳累、强烈的精神刺激或进行紧张的脑力劳动等诱发。近年来，该病在儿童中发病率逐渐增高。儿童常以“喜长出气”“常叹息”就诊，可有胸闷、心悸、气短等症状，常伴易激动、头晕、失眠、多梦等。

一、病因病机

西医认为本病的发生主要由于自主神经平衡失调所致。发病过程中，常伴交感与副交感神经功能失衡，是一种因中枢神经和自主神经功能紊乱引起的以循环系统活动失调为主的疾病，属儿童行为－心理障碍范畴。孙浩认为，本病可归属“胸痹”“心悸”“郁证”等范畴。《黄帝内经》云“心主身之血脉”“心者，君主之官，神明出焉”。心主神志，肝主疏泄，共同调节人体的精神情志活动。肝为心之母，如果七情变化过激、过急、过久，肝失疏泄，肝郁日久，肝木乘脾，脾虚无以养心，心失所养，神失所藏而发为本病。所以其病机可以归纳为以下 3 种。

（1）肝郁血虚，心失所养。心肝之间，母子相生，若情志不遂，气机郁滞，则肝失条达，肝气有余，肝血不足，母不生子，心脉空虚，血运失常，则不能养心。

（2）肝郁抑脾，脾失健运。情志不舒，血之化源不足而血虚，心失所养。

（3）肝郁气滞，心脉痹阻。肝失疏泄，则肝郁血滞，脉道不利，心络为瘀血滞涩，痹阻不通，心神失养。

因此情志失调是心脏神经官能症的主要致病因素。该病病位在心，与肝脾密切相关。

二、辨证论治

（1）肝郁脾虚证。症见胸闷，太息，胃纳不佳，大便不调，舌质淡红，苔薄白，脉弦细。治以疏肝解郁，健脾养心。方用逍遥散加减。常用药物：柴胡、薄荷、白术、白芍、当归、茯苓、麦芽、大枣、甘草、酸枣仁等。

（2）心脾两虚证。症见心悸胸闷气短，头晕，失眠，记忆力减退，面色欠华，纳呆食少，口淡无味，四肢倦怠，腹胀便溏，舌淡苔薄，脉细而无力。治以健脾养心兼以疏肝。方用归脾丸加减。常用药物：黄芪、党参、酸枣仁、茯神、远志、龙眼肉、当归、香附、枳实、白术、甘草等。

（3）肝气郁滞证。症见胸闷，胸痛，太息，口苦，易激惹，或嗳气，或腹痛腹胀，舌质偏红，苔薄白，脉弦有力。治以疏肝行气，解郁除烦。方用柴胡疏肝散加减。常用药物：柴胡、陈皮、川芎、香附、枳壳、赤白芍、酸枣仁、磁石、甘草等。

三、病案举隅

章某，女，11 岁。半月前因考试成绩不佳，被父母训斥后常出现深叹息，发作剧烈时每分钟 10 余次，自述时有胸闷，心慌，入睡后消失。曾多次检查心电图及心肌酶谱均正常。西医建议予普萘洛尔治疗。家长因害怕西药副作用而请孙浩老中医诊治。刻下症：叹息剧烈，前胸起伏，自述胸闷，心慌，无发热及咳嗽。精神欠佳，面色㿠白，舌质淡，舌苔薄，脉细弦。心电图示窦性心动过速。辨为肝郁血虚，心神失养。处方：柴胡 8g，黄芪 10g，薄荷（后下）5g，茯苓 10g，茯神 12g，当归 8g，酸枣仁 10g，郁金 8g，磁石（先煎）30g，炒麦芽 10g，炙甘草 3g，小红枣 5 枚。5 剂，水煎服。嘱其家长注意开导，嘱患儿精神愉悦，5 天后复诊，诸症悉减，上方去磁石，加煨白芍 12g，续服 5 天而愈。

按语：心脏神经官能症发病主要由不良社会心理因素（受惊吓、愤怒、悲伤、不良暗示等）作用于易患个体（神经质倾向、接收暗示性强、情绪不稳定、适应能力差等）所引起的一种以神经 - 内分泌为介导的心血管系统功能紊乱。受社会发展和激烈竞争的影响，儿童背负过高的父母期望，学习压力过大，此病呈现出发病年龄偏小的趋势。西医治疗以 β 受体阻滞剂为主。

孙浩认为，本病往往由情志刺激，忧思愤怒，劳心过度等所致，病在心，与肝、脾密切相关。所以疏肝解郁要贯穿每一个证型治疗的始终。本例患者首诊方中柴胡、薄荷、郁金疏肝解郁；黄芪、茯苓、甘草、红枣、茯神、当归、酸枣仁，健脾养心安神；磁石重镇安神；炒麦芽既可健脾助运，又可疏肝解郁。二诊时诸症已渐愈，磁石有碍脾胃之运化故去之，加养血敛阴柔肝之白芍。

此外，孙浩指出，本病的治疗“全在患者能够移情易性”，嘱咐家长配合治疗，否则不恰当的行为反而对患者形成恶性刺激，易加重病情。应该让患者对医生产生良好的依从性，保持愉快的心情，树立治愈疾病的信心。

（高　军、吴祝平、时　乐）

顾中欣临证治验

标本兼顾治疗百合病验案

百合病出自《金匮要略·百合狐惑阴阳毒病脉证并治》："百合病者，百脉一宗，悉致其病也。意欲食，复不能食，常默然……口苦，小便赤……如有神灵者，而身形如和。"中医学教材认为百合病的病机是心肺阴虚内热，多发于热病之后，也有因情志不遂，日久郁结化火销铄阴液而成。自古多数医家推崇"百合病见于阴者，以阳法救之；见于阳者，以阴法救之"。顾中欣治百合病常以补虚清热，养血凉血，用百合地黄汤、百合知母汤等方。

王某，女，26岁。2015年12月16日初诊。

患者自诉怀孕时常感孤单，胸闷不适，善悲欲哭，忧愁思虑，胸胁胀痛，常不能自主控制。产后自觉尿道灼热，排尿时明显，小便黄，会阴部及少腹坠胀，心悸，持续到产后6月余。情绪变化时症状加重，夜寐差，常常整夜不能入眠，纳食不馨，查见舌质红，苔薄，脉细弦数。多次检查尿常规未见异常，心电图示窦性心动过速（107次/分）。自发病来，多处求诊，口服多种西药，效不佳。就诊全程声泪俱下，哭诉已影响正常生活，新婚家庭不保。顾中欣详细问诊，拟方如下：柴胡10g，郁金10g，制香附10g，炒枳壳10g，佛手10g，橘叶6g，橘核10g，生黄芪30g，菟丝子20g，升麻10g，煅龙牡（先煎）各30g，远志10g，甘松10g，茯神15g，生鸡内金10g，山药20g，乌药10g，徐长卿10g，石韦15g，萆薢10g，甘草6g。7剂，水煎服，每日1剂。嘱其勿忧愁思虑太过，多与人沟通，避免独处胡思乱想。

二诊：1周后该患者复诊，已能正常沟通，未再哭诉，自诉尿道灼热感、心慌、夜寐及纳差等症已明显减轻，情绪基本能自己管理好，开始正常工作，舌红苔薄，脉细弦。调整方药如下：百合20g，柴胡10g，郁金10g，制香附10g，炒枳壳10g，生黄芪20g，升麻10g，煅龙牡（先煎）各30g，菟丝子20g，佛手 10g，橘叶 6g，橘核 10g，远志 10g，甘松 10g，茯神 15g，乌药 10g，徐长卿 10g，石韦 15g，萆薢 10g，甘草 6g。7 剂，水煎服，每日 1 剂。

三诊：1 周后复诊，患者诉尿道灼热感、心慌等症已全部消失。

按语：顾中欣认为百合病可由多种病因导致，发病形式也多样，治法不可拘泥成方，辨证论治可获良效。该患者由于孕产特殊时期，耗伤气血，本为气阴两虚，加之自身情绪管理不佳，气机郁滞，气郁日久，化火伤阴，导致阴虚愈重，滋生该病。顾中欣在治疗该患者时选用柴胡疏肝散合百合地黄汤加减，既疏肝解郁治标，又补虚清热治本。急则治其标，故初诊时重于疏肝解郁治标，兼顾清虚热治本。药以味辛、苦、寒之柴胡、郁金、香附，入肝胆二经，取“苦能降，辛能散”之功，共用以疏肝理气、解郁宽中；橘叶、橘核疏肝行气散结；佛手、乌药、甘松又入脾胃经，开郁醒脾，与健胃消食之山药、生鸡内金同用，降苦调和；生黄芪可补一身之气，与升麻共用，升阳举陷，解会阴及少腹坠胀之苦；石韦、萆薢清热利尿；茯神、远志均归心经，可宁心定悸，合重镇安神之煅龙牡共用，增宁心安神助眠之功；现代药理研究徐长卿有镇静作用，诸药合用，有疏肝、解郁、安神，兼具补虚之用。二诊时患者肝郁症状已明显减轻，《素问·阴阳应象大论》曰“治病必求于本”，此时加用仲景百合地黄汤中主药——百合，其入心经，性微寒，可清心除烦，宁心安神，用于热病神思恍惚、失眠多梦、心情抑郁、喜悲伤欲哭等病证。成书于清代康熙三十年，刘若金出版的《本草述》曰：“百合之功，在益气而兼之利气，在养正而更能去邪。”此时用以清气分之热，补中有清，清中寓补，无论阴伤与邪热之多寡，统而治之。减轻生黄芪用量，防温热太过。顾中欣未选用生地黄，是考虑患者并未出现烦热躁扰、吐衄发斑等血分热症。

（葛　勤、李雪峰、吴祝平）

临床运用徐长卿止痛经验

徐长卿为萝藦科鹅绒藤属植物徐长卿的干燥根及根茎，其性味辛、温，无毒，归肝、胃经，有祛风、化湿、止痛、止痒之功。该药最早载于《神农本草经》，被列为上品。该药多用于胃脘痛、腹痛腹泻、痹证、妇科疾病等。顾中欣认为徐长卿临证内服或外用，配伍有关药物，疗效佳。

徐长卿治胃脘痛。《中国药植志》载徐长卿治胃气痛。徐长卿性味辛温，善祛风散寒止痛，如《太平圣惠方》以此药配伍安息香，治疗恶疰心痛、闷绝欲死者。顾中欣常配伍刘寄奴、肿节风，三药并用，祛风、散瘀、止痛，尤其适用于胃镜下胃黏膜局部炎症较重（充血、水肿、糜烂）的胃脘痛患者。

徐长卿治腹痛腹泻。《中国药植志》谓此药："治一切痧症和肚痛……食积，霍乱。"《岭南采药录》称其治小儿腹胀。民间验方有用其水煎服，可治痢疾、肠炎。国医大师朱良春喜用徐长卿配伍乌梅治疗水土不服的腹痛、泄泻。顾中欣常以此药治疗伴有腹泻症状的下腹痛患者。

徐长卿治痹证。痹证因风、寒、湿三气杂至而为病，不论寒热，均以宣痹止痛为大法。顾中欣临床常与片姜黄为伍，意在行气活血、宣痹止痛，根据患者寒热性质的不同，或祛风散寒，或清热除痹，或补肾蠲痹。

徐长卿治妇科疾病。徐长卿入肝经，能行气化瘀止痛，《贵阳民间草药》以徐长卿、月季花、川芎泡酒内服，可治经期腹痛。顾中欣也用于妇科疾病中的寒凝血瘀及慢性盆腔炎等疾病。现代药理学研究表明，徐长卿及其煎剂因含有乙酰胆碱、氯化钡、丹皮酚等成分，均具有止痛和解痉的作用，这也证实了徐长卿止痛效果的药理机制。

【病案】周某，男，44 岁，江苏仪征人。患者诉胃脘疼痛，嗳腐吞酸，恶心欲吐，纳差 20 余日，舌红苔薄，脉细。电子胃镜显示糜烂性胃炎。顾中欣辨为胆胃不和证，予疏肝理气止痛。处方：柴胡 10g，延胡索 10g，吴茱萸 3g，黄连 5g，徐长卿 10g，刘寄奴 10g，肿节风 10g，瓦楞子（先煎）30g，浙贝母 10g，生鸡内金 10g，紫苏梗 10g，茯苓 15g，刺猬皮 10g，甘草 5g。7 剂，水煎服。患者 7 日后复诊，诸症均明显好转，为巩固疗效，上方稍做调整，继服 7 剂，胃痛皆愈。

（葛　勤、李雪峰、吴祝平）

治疗畏寒肢冷验案

患者女，15 年前夏天沐浴后吹空调，遂感恶寒发热，就诊后好转，其后逐渐出现畏寒怕冷不适，四肢末端冰冷，夏天亦然，天冷加剧，得热则舒，腰背酸痛，活动后减轻，时发心慌不适，月经或早或迟，经行有紫色血块，双乳胀痛。舌淡、苔薄白微腻，脉细数。患者多次行风湿免疫等相关检查，均提示部分抗体阳性或弱阳性改变。四诊合参，当为中医痹证，属脾肾阳虚、痰湿凝聚证。治疗以温补脾肾、益气活血为大法，佐以消痰散结。

处方：鹿角片（先煎）10g，柴胡 10g，延胡索 10g，浙贝母 20g，夏枯草 20g，橘叶 6g，橘核 10g，生牡蛎（先煎）30g，仙鹤草 10g，鹿衔草 15g，菟丝子 20g，紫石英（先煎）20g，油松节 30g，鸡血藤 20g，桂枝 10g，生黄芪 20g，当归 10g，甘松 10g，川牛膝 10g，怀牛膝 10g，地榆 20g，熟附片（先煎）5g，生鸡内金 15g，山药 20g，甘草 6g。7 剂，水煎服，每日 1 剂。药后患者畏寒怕冷症状明显减轻，仍守原方，根据症状变化加减调理数次而痊愈。

按语：患者因沐浴后汗孔大开，风寒湿邪直入而致病。患者受风寒湿邪日久，脾肾阳虚，久病生痰，痰多则怪病。因此，患者多次行风湿免疫等相关检查，均提示部分抗体阳性或弱阳性改变。患者相关疾病特殊症状均不明显，反而是畏寒重，四肢冰凉，得热则舒，得热则汗出。治疗上当以温补脾肾、益气活血、消痰散结为大法。方中鹿角片、熟附片、鹿衔草、菟丝子、紫石英、川牛膝、怀牛膝等温补脾肾；仙鹤草、黄芪、桂枝、当归、鸡血藤等益气活血；柴胡、延胡索、浙贝母、夏枯草、橘叶、橘核、生牡蛎等消痰散结。诸药合用，寒、痰、瘀得消，诸症自除。

（郭尧嘉、顾中欣）

从痰瘀论治痴呆验案

赵某，女，76 岁，扬州人。2017 年 11 月 28 日初诊。

患者表情迟钝，健忘，渐至目不识人进行性加重近 1 年。扬州市某三级医院诊断为阿尔茨海默病，经数家医院治疗乏效。刻下见患者表情淡漠，行动迟缓，舌有紫斑、苔薄白，脉细涩。

处方：葛根 30g，川芎 15g，天麻 10g，水蛭 6g，丹参 15g，覆盆子 10g，益智仁 10g，川牛膝 10g，怀牛膝 10g，豨莶草 15g，三七 6g，制南星 10g，天龙 5g，地龙 10g，枸杞子 15g，桑椹 15g，生鸡内金 10g，山药 20g，生山楂 15g，甘草 6g。7 剂，水煎服。

2017 年 12 月 11 日复诊：病史同前，药后患者神志明显好转，效不更方，原方葛根改为50g，加潼白蒺藜各10g，石菖蒲10g，远志10g。7剂，水煎服。此后，治疗大法不变，随症加减。

按语：老年性痴呆是由髓减脑消，神机失用而导致的一种神志异常的疾病，以呆傻愚笨，智能低下，善忘为主要临床表现。该病病因病机为年老肝脾肾亏虚，津、血布化失司，痰瘀互结，阻滞脑络，渐至脑窍失清，而见健忘、行动迟缓、语言謇涩，表情淡漠，病性为本虚标实。该病发生发展有其基本规律，早发现、早治疗有助于延缓疾病的发展。治疗以活血化瘀、化痰通络、醒脑开窍治其标，滋补肝肾治其本。本案以葛根、川芎、丹参、水蛭、三七、天龙、地龙、山楂活血通络；制南星化痰通络；天麻、豨莶草祛风通络；覆盆子、益智仁、枸杞子、桑椹、川牛膝、怀牛膝补肝肾；生鸡内金、山药健脾杜生痰之源。复诊增加化痰醒脑之石菖蒲、远志，平肝息风之潼白蒺藜，以增强平肝、化痰的作用。本案特点：一是运用多种活血药，多靶点作用，对于疑难病治疗常收卓效；二是葛根的运用，大剂量葛根对治疗老年痴呆有较好的疗效，最大剂量可用到200g；三是注重标本、痰瘀之间的关系，随症调整，有方有守，长期调理，以求远期效果。

（吴祝平、顾中欣）

运用中西医结合法治疗食管平滑肌瘤验案

杨某，男，76岁，工人。

患者素有胃脘痛病史10余年，经常反复发作。近1个月自觉吞咽受阻，且日趋加重，只能进半流质食物，伴咳嗽气喘痰多。胸部X线检查示慢性支气管炎伴感染，胃镜检查见食道中段有一范围约2.5cm×3cm的黏膜下隆起，超声胃镜检查示食管平滑肌瘤。患者因年事已高，又惧怕手术或内镜下治疗，故请顾中欣老中医诊。刻下见患者精神萎靡，面色欠华，形体消瘦，端坐呼吸，张口抬肩，动辄加剧，胸膈痞闷，舌紫暗，苔白腻，脉细涩。此乃痰血互结，胸膈血行受阻为患。清代徐灵胎评《临证指南医案·噎膈》：“噎膈之证，必有瘀血、顽痰、逆气阻隔胃气。”治宜逐瘀化痰、软坚消积立法，并配合抗感染治疗。处方：绞股蓝50g，水蛭粉（吞）、川芎、生南星（先煎）、石菖蒲、紫苏子、枳壳、枳实、生鸡内金各10g，炮穿山甲（先煎）5g，生黄芪、沉香曲、丹参、百部各 15g，代赭石（先煎）、生牡蛎（先煎）各 30g。10 剂，水煎服，每日 1 剂分 2 次服。

10 天后患者自觉症状减轻，咳喘已平，痰量减少，进食稍顺，停用抗感染药。处方：原方去紫苏子、百部，加海藻 15g，浙贝母 10g。治疗 1 周后出院带药，门诊继续治疗 8 周。患者咳喘均未发作，除进食较硬食物时稍有梗阻感，其他自觉症状均已消失。半年后复查胃镜：食道中段见一范围约 1.0cm × 1.2cm 的黏膜下隆起。

按语：阳气不得出者曰膈，阴气不得下降者曰噎，乃饮食入咽，阻碍不下也。此证属“噎膈”无疑，但与噎膈常见四证相比并无相似证型。细察之，该患者因气血亏损，忧思悲恚，致脾胃受伤，血液枯槁，气郁生痰，胃中痰饮湿热胶固，塞而不通，则气上而不下，阻碍食道，饮食难进，治疗颇难。脾为生痰之源，肺为储痰之器，痰阻肺络，肺气不宣，咳喘不止。故方中用生南星、石菖蒲、百部、紫苏子、沉香曲以逐痰、止咳、平喘；炮穿山甲、水蛭、丹参、川芎、生鸡内金以逐瘀通络、改善局部微循环；绞股蓝、生黄芪以益气扶正，提高机体免疫功能，正气渐强则祛瘀力增；生牡蛎、海藻、浙贝母软坚消积；枳实、枳壳、代赭石行气下气。所以本方具有逐痰消坚、祛瘀磨积之功，且能提高机体免疫功能，改善微循环，使患者在短期内痰消气顺、积散关开、咳止喘平，诸症皆去而安。

（葛　勤、李雪峰）

张恩树临证治验

调治黄疸诸症消退后经验

黄疸一病，首见于《素问·平人气象论》：“溺黄赤安卧者，黄疸。”本证与现代医学的“黄疸”含义相同，常见于急、慢性肝炎，肝硬化，胆囊炎，胆石症及消化系统肿瘤等多种疾病。阳黄多湿热，病程较短，黄色鲜明如橘色，治以清化湿热为先；急黄为阳黄之重症，急则治以清热解毒，凉血开窍；阴黄多为寒湿羁留，病程较长，黄色晦暗不泽，治以温中化湿为主。张恩树在临证中总结发现黄疸消退后若湿热留恋，余邪未清，应从清化湿热，淡渗分利入手；若肝脾不调，疏泄运化失职，转入调和肝脾，理气助运之途；若气滞血瘀，癥积留着，予疏肝理气，活血化瘀之法。

【病案1】湿热未清宜清热燥湿

李某，男，31岁。

患者20日前因巩膜黄染1周检查肝功能：谷丙转氨酶（ALT）130u/L，碱性磷酸酶（AKP）34u/L，总胆红素（TBIL）20μmol/L，总蛋白（TP）62g/L，白蛋白（ALB）40g/L，球蛋白（GLB）22g/L，HBsAg阴性，诊为黄疸型病毒性肝炎。经保肝、降酶等方法治疗后，黄疸虽退，但仍感身体不适，后请中医诊治。刻下症：胃脘痞闷，腹胀，纳不甘味，大便溏垢，苔腻微黄，脉象弦缓。证属湿热留恋，余邪未清。治以除湿泄热。处方：炒苍术10g，厚朴6g，茵陈15g，薏苡仁、茯苓、猪苓、陈皮、鸡内金、建曲、车前子（布包）各10g。5剂，水煎服。

二诊：药后胃脘痞闷，腹胀好转，苔腻渐消，大便转干，唯纳谷欠馨，脉象弦缓，前方既效，毋庸改弦易辙。原方加焦山楂、焦麦芽、焦神曲各10g。7剂，水煎服。1周后来院复查肝功能正常，精神、食欲皆佳。

按语：《素问·六元正纪大论》曰："溽暑湿热相薄，争于左之上，民病黄疸而为胕肿。"本例患者，黄疸虽退，但湿热之邪未清。在湿热之中，细辨之，湿重于热，故用苍术、厚朴、陈皮、鸡内金、建曲燥湿健脾；薏苡仁、茯苓、猪苓淡渗利湿，助主药燥湿健脾之力；茵陈、车前子清利湿热退黄，又能助主药使湿热之邪从小便而解。综观全方，湿热蠲除而获效。

【病案2】肝脾失调宜疏泄运化

魏某，女，45岁。

患者1个月前因黄疸型病毒性肝炎住院治疗，肝功能正常后出院。近来患者脘腹胀满，胁肋隐隐作痛，饮食欠馨，大便不整，舌苔薄白，脉细弦。诊属肝脾失调，疏泄运化失职。治以调和肝脾，理气助运。处方：醋炒柴胡、香附、陈皮、茯苓、建曲、炒枳壳、炒川楝子、延胡索各10g，炒白芍12g，炙甘草5g。5剂，水煎服。

二诊：药后脘腹胀满，胁肋隐痛均减，唯纳谷欠馨，上方加炒谷芽15g，神曲10g。7剂，水煎服。药后，诸症消失。

按语：本例患者，初患黄疸型病毒性肝炎，通过治疗肝功能虽正常，黄疸亦退，但脘腹胀满、胁肋隐痛、饮食不香等症未除。中医谓之肝脾不调，疏泄运化失职。故用醋炒柴胡、香附、陈皮、茯苓、建曲、枳壳疏肝调脾；白芍、甘草相伍，能缓急止痛；川楝子、延胡索泻肝定痛。综观全方，共奏调和肝脾、理气止痛之功。

【病案3】气滞血瘀宜行气活血

丁某，男，57岁。

患者既往慢性血吸虫病史20余年，曾用锑剂及六氯对二甲苯（血防846）各治疗1次。2个月前因巩膜黄染，上腹部胀满，饮食减少，神疲乏力，溲黄就诊，查肝功能：ALT 145 u/L，AKP 70 u/L，TBIL 24μmol/L，TP 55g/L，ALB 23g/L，GLB 32g/L，HBsAg阴性。B超检查示血吸虫病肝硬化。收住入院。入院后经保肝、输液、中药清利湿热之剂治疗，黄疸清退，但上腹部仍然胀痛，后请中医诊治。刻下症：面色晦暗，胁下积块有形，按之较硬，固定不移，隐隐作痛，面颈部有赤色丝纹，苔薄白，舌边有瘀点，脉细带涩。证属气滞血瘀，癥块留着。治以疏肝理气，活血化瘀。处方：醋炒柴胡、制香附、青皮、陈皮、郁金、三棱、莪术、丹参、桃仁、红花各10g，石见穿30g，醋炙鳖甲（先煎）25g。5 剂，水煎服。

二诊：患者药后胁痛渐减，唯纳谷欠佳，上方加焦山楂、焦麦芽、焦神曲各 10g，谷芽 15g。7 剂，水煎服。后以上方为主，稍事加减，连续服药 2 个月，患者精神转佳，胁下隐痛消失，纳谷为常。复查肝功能正常，B 超示慢性血吸虫肝病。随访 7 年，身体尚好。

按语：本例患者，中医诊治时黄疸消失，但胁下积块有形，隐隐作痛，B 超检查示血吸虫病肝硬化。此病较为棘手，属中医癥积范畴。故用醋炒柴胡、青陈皮、香附、郁金疏肝理气；三棱、莪术、丹参、桃仁、红花、石见穿活血化瘀；醋炙鳖甲软坚散结。对于本病的治疗，疗程较长，必须坚持服药一二个月，积微成著，著而成效。

（张恩树）

治疗多寐验案

【病案 1】燥湿培土化痰湿

赵某，男，63 岁。

患者多寐欲卧 3 个多月，日趋严重，伴胸闷、纳差、痰多、泛恶，形体肥胖，舌苔白腻，脉象濡缓。梅雨季节病情加重。查脑电图未见异常。证属痰湿困脾，脾阳不振。治拟燥湿培土，以化痰湿。处方：藿香 10g，佩兰 10g，炒苍术 10g，川厚朴 10g，陈皮 6g，法半夏 10g，茯苓 10g，石菖蒲 10g。3 剂，水煎服。

复诊：药后患者多寐明显好转，白腻苔渐化，脉象缓而有力，仍感痰多、胸闷。原方加广郁金 10g，制南星 6g。5 剂，水煎服。服药后，诸症皆平，随访半年，未再复发。

按语：本病为痰湿困脾，脾阳不振之内湿证。多见于肥胖之人，因体丰于外，气弱则脾土少运，生湿生痰。长夏主湿，故在梅雨季节病情加重。治疗本证用药宜温、宜燥。

【病案 2】益气扶脾升清阳

徐某，男，62 岁。

患者近1周来，精神不佳，纳谷欠馨，头昏乏力，多寐欲卧，大便不实，面色皖白，舌淡苔白，脉象虚软无力。证属脾气虚弱，清气不升。拟益气扶脾，升清降浊。处方：党参15g，炒白术10g，茯苓10g，陈皮10g，炙甘草6g，麻黄2g，生姜2片，大枣5枚。3剂，水煎服。

二诊：药后多寐好转，唯感纳谷不馨。上方去麻黄，加香谷芽15g。再服7剂而愈。

按语：脾气虚所引起的多寐，一般多见于病后或高龄之人，以面色皖白，纳谷欠馨，舌淡苔白，脉虚软无力为辨证要点。如患者无高血压病、心脏病等疾患，可在益气扶脾之方剂中酌加少量麻黄，取其兴奋大脑之功，但应中病即止。

【病案3】急宜固摄精气神

李某，男，57岁。

患者既往因膀胱癌行膀胱手术3次，配合化疗，现已带癌生存6年。近来患者自觉精神不振，头昏乏力，多寐欲卧，喉中痰鸣，经能量合剂静滴，中成药化痰开窍之剂治疗，效果不佳，病情日趋严重，终日嗜睡，高声呼之能应，醒后神疲懒言，目光迟钝。刻诊患者酣睡打鼾，面目虚浮，喉中痰鸣，两足浮肿，舌质淡红，苔灰而干，脉象沉细而滑。证属精明之府失养，而致气虚精衰神疲。治宜急摄精气神。处方：生晒参10g（另煎兑服），炒白术10g，北沙参10g，熟地黄10g，茯苓10g，陈皮6g，石菖蒲10g，广郁金10g，炙甘草5g。2剂，水煎服。

二诊：药后昏睡减轻，知饥欲食。药已中的，再进3剂。

三诊：多寐已愈，自觉耳鸣耳聋，头昏。拟补肾填精，益气宁神，以善其后。

按语：本例运用人参、白术固摄正气；沙参养阴，使阳得阴助，生化无穷；地黄补肾填精，茯苓、陈皮健脾渗湿，使熟地黄补而不腻；石菖蒲、郁金化痰醒窍，以摄元神；炙甘草调和诸药。药中病所，故患者精、气、神渐复，人即安和。

（汤定伟、杨爱国）

在外感病证中运用药引经验

风寒感冒药引——葱白连须

一般外感风寒感冒，身恶寒，鼻塞，苔薄白，脉浮紧。张师常用荆芥、防风、淡豆豉，葱白连须5根洗净为引，一二剂后，即能寒散表解。所用药物不多，却能效专力宏。张师认为：葱白性味辛、温，入肺、胃经，有发表通阳，解毒之功。《用药心法》云葱白“通阳气，发散风邪”。《名医别录》记其能治“伤寒骨肉痛”。对于外感风寒表证，张师常用葱白连须为药引子加入辛温解表诸品中，屡用屡效。

风热咳嗽药引——鲜枇杷叶

张师治疗风热咳嗽，常在辛凉宣肺的桑叶、菊花、薄荷、连翘、前胡、杏仁、牛蒡子、桔梗、浙贝母的基础上，加入鲜枇杷叶2片为引，刷去毛洗净，布包入煎，以增强肃肺止咳的疗效。枇杷叶性味苦、凉，入手太阴肺经，有肃肺止咳之功。诚如《本草再新》记载枇杷叶“清肺气，降肺火，止咳化痰”。

外感暑湿药引——荷（叶、梗、蒂）

荷叶、荷梗、荷蒂皆可入药或作为药引子用。对于外感暑湿、身热心烦、有汗不畅、胸闷等症，张师在金银花、连翘、香薷、芦根、扁豆等处方用药中，加入洗净鲜荷叶一角（10～15g），旨在清暑祛湿解表，二三剂药后，即可和解表里。

荷梗有清热解暑、通气行水的作用。治疗暑湿胸闷、泄泻等症。在川黄连、香薷、扁豆衣、姜汁炒厚朴、陈皮、益元散的基础上，加入荷梗（洗净）10～15g为药引子，其效果不错。

荷蒂性味苦、平，无毒。《玉楸药解》说：“荷叶蒂，能领诸药直至颠顶。”早在50多年前，张师随名老中医余汇川老先生实习时，就常见余老治疗巅顶头痛，在用天麻、藁本、川芎、白芍、干地黄、珍珠母、菊花、白蒺藜、钩藤、怀牛膝的基础上加用荷蒂10g，药后头痛蠲除。

（杨爱国、汤定伟）

运用白虎石茵汤治疗肝炎经验

组成：白茅根30g，虎杖15g，石见穿15g，茵陈30g。

功能：利湿退黄，清热解毒。

主治：急性黄疸型病毒性肝炎。

用法：以上为成人量，儿童酌减。每日1剂，分煎2次，分上、下午温服。

方解：急性黄疸型病毒性肝炎大多属于中医学中的“阳黄”范畴。湿热之邪是形成该病的主要病理因素，如《金匮要略》云：“黄家所得，从湿得之。”《黄帝内经》亦云：“湿热相交，民当病疸。”概括的指明了本病的病因病机与湿热搏结有关。张恩树主任认为本病的主要问题是湿热为患，化湿清热必须放在治疗的首位，白虎石茵汤即是基于这一点拟订的。其中白茅根利小便，治黄疸；虎杖利湿退黄，清热解毒；石见穿具有清热解毒、活血镇痛之功，能治急慢性肝炎。《医学衷中参西录》描述茵陈为“善清肝胆之热，兼理肝胆之郁，热消郁开，胆汁入小肠之路毫无阻隔也”。综观白虎石茵汤，共奏利湿退黄，清热解毒之功。令其湿化热清，而使本方获效。

加减：脉象弦数，乃热重于湿，可加栀子、大黄；若大便溏，口中黏腻，舌苔厚腻微黄，脉象濡缓，乃湿重于热，可加苍术、川厚朴、薏苡仁等；若兼有表邪客于肌表，寒热头痛，可加麻黄、连翘、赤小豆；若邪郁少阳，寒热往来，可加柴胡、黄芩；若胸腹痞胀、恶心呕吐，酌加藿香、白蔻仁、法半夏。

（杨爱国、郭灵龙）

运用苓桂术甘汤治疗哮喘验案

徐某，女，15岁。2000年12月5日初诊。

患者哮喘反复发作3年，每当天气转冷或过度疲劳时哮喘即发。是岁冬季严寒，旧疾又作，昼夜哮喘，喉中痰鸣如水鸡声，四末欠温，纳谷不馨，大便溏薄，舌苔白腻，脉象细滑。证属肺脾肾俱病，津停成痰，水泛为饮，上迫肺系。先予肺脾同治，温肺化痰，健脾蠲饮，以苓桂术甘汤化裁。处方：茯苓15g，桂枝10g，炒白术10g，甘草5g，紫苏子10g，白芥子6g。3剂，水煎服。

二诊：药后哮喘渐平，原方再进5剂。

三诊：哮喘发作已止，转以培补脾肾。处方：茯苓10g，桂枝6g，炒白术6g，炙甘草3g。隔日1剂。另服金匮肾气丸，每日3次，每次4粒。共服药1月余，随访2年，未见复发。

按语：张恩树认为，本例患者哮喘3年之久，素体不健，遇寒或劳累即发，肺、脾、肾三脏不足之征显露，严冬之际，旧疾发作，病属寒饮。仲景云："病痰饮者，当以温药和之。"故初诊肺脾同治，标本兼顾，以苓桂术甘汤温化痰饮，以杜生痰之源；并加紫苏子、白芥子降气化痰。肺为贮痰之器，脾为生痰之源，肾为生痰之根，二诊以后，哮喘渐平，转以培补脾肾为主，苓桂术甘汤方中，白术、茯苓、甘草均为健脾佳品，即后世"四君子汤"中之三味，加服金匮肾气丸补肾纳气平喘以求固本，汤丸并进，脾肾同养，以奏全功。

（郭灵龙、杨爱国）

运用益胃汤治疗地图舌验案

孙某，女，40岁。2015年4月14日初诊。

患者脘腹痞闷，纳食不馨，口燥咽干，大便秘结，地图舌，质红，脉细数。证属胃阴亏虚，和降失司。治以养阴润燥，益胃和中。以益胃汤化裁。处方：生地黄6g，麦冬10g，北沙参10g，玉竹10g，芦根15g，石斛10g，天花粉10g，白术10g，陈皮10g，茯苓10g，炙甘草6g。7剂，水煎服。药后来诉，纳食较前增加，口干缓解，大便正常，舌诊见地图舌范围较前缩小，部分见正常舌苔。继予原方7剂口服。

按语：张恩树认为，地图舌多见于6个月以后的婴幼儿，也可见于成人，在舌尖、侧面见数个红色斑点，逐渐向四周扩展，多处损伤，互相融合，则构成不规则环状或地图状。一般来说，单纯的地图舌不主张治疗，因为它没有明显的害处，若有疼痛，以注意口腔卫生、增强自身免疫力为主，可以使用漱口水，或者服用复合维生素 B。本例患者以痞满、口干为主要症状，一派阴虚燥热之象，予益胃汤加减。方中生地黄、麦冬、沙参、玉竹滋阴养胃；考虑患者津伤较重，加用石斛、天花粉、芦根加强生津；辅以白术、陈皮、茯苓健脾益胃，甘草调和诸药。全方滋阴不伤胃，共奏养阴润燥，益胃和中之功。

（郭灵龙、王　勇）

运用花蕊石治疗咯血验案

花蕊石，又名花乳石、白云石，其性酸、涩、平，无毒，归肝经，具有化瘀，止血等功效。主治吐血、衄血、便血、崩漏、产妇血晕、死胎、胞衣不下、金疮出血等。《本草纲目》记载："花蕊石，其功专于止血，能使血化为水，酸以收之也。而又能下死胎，落胞衣，去恶血，恶血化则胎与胞无阻滞之患矣。"东垣所谓胎衣不出，涩剂可以下之，故赤石脂亦能下胞胎，与此同义。《太平惠民和剂局方》记载花蕊石散可治金刃箭镞伤中，以及打扑伤损，猫狗咬伤，内损血入脏腑，妇人产后败血不尽，血迷血晕，恶血奔心，胎死腹中，胎衣不下。

支气管扩张咯血属于中医学咳血之范畴，其发病原理多为气火逆乱，血不循经，络伤血溢，随上逆之肺气咳出。清肺泻火，止血生新往往可以收到很好的效果，加用花蕊石疗效更为明显。

秦某，女，50 岁，2017 年 9 月 12 日初诊。

患者咳嗽，痰中带血，色鲜红，历时 2 个月，外院查胸部 CT 示支气管扩张，予西药口服症状缓解不明显，遂求于中医治疗。舌红苔薄黄，脉弦数。拟清金化痰，祛瘀止血。处方：桑白皮 20g，地骨皮 10g，甘草 5g，花蕊石（先煎）15g，杏仁 10g，南沙参 10g，百部 10g，白前 10g，川贝母 10g，紫菀 10g，侧柏叶 10g，玉竹 10g。7 剂，每日 1 剂，水煎早晚分服。药后患者来诉，服药后咳血渐减，3 剂后咳血痊愈，自行服药 1 周，以巩固疗效，后未再复发。

按语：张恩树指出，咳血属于血证范畴，血由肺及气管外溢，经口而咳出，表现为痰中带血，或痰血相兼，或纯血鲜红，间夹泡沫，均称为咳血，亦称为嗽血或咯血。多种杂病及温热病都会引起咳血。内科范围的咳血，主要见于呼吸系统疾病，如支气管扩张，急性气管（支气管）炎、慢性支气管炎、肺炎、肺结核、肺癌等。温热病中的风温、暑温亦会导致咳血。临床常见的证型有燥热伤肺，肝火犯肺，阴虚肺热等。本验案中患者咳嗽，痰中带血，色鲜红，舌红苔薄黄，脉弦数，证属燥热伤肺。予泻白散合桑杏汤加减，治以清泄肺热，宁络止血。方中桑白皮、地骨皮清泄肺热，沙参、玉竹养阴清热，杏仁、川贝母、紫菀、白前肃肺止咳，侧柏叶凉血止血，花蕊石化瘀止血。关于花蕊石，张锡纯谓："世医多谓三七为强止吐衄之药，不可轻用，非也。盖三七与花蕊石，同为止血之圣药，又同为化血之圣药，且又化瘀血而不伤新血……血余，其化瘀血之力不如花蕊石、三七，而补血之功则过之，以其原为人身之血所生，而能自还原化，且煅之为炭，而又有止血之力也。"全方药味精练，配伍整齐，更得花蕊石化血生新，共奏清金化痰，祛瘀止血之功。

（郭灵龙、李忠军、张　松）

临床运用角药经验

角药以中医基本理论为基础，以辨证论治为前提，以中药气味、性能、七情为配伍原则，3 种中药联合使用，系统配伍。角药介于中药与方剂之间，在方剂中起主要或辅助作用，或独立成方，在临床应用中起到减毒增效之功。张恩树在临床中常运用角药治疗内科杂病。

咳嗽——鱼腥草、生黄芩、金荞麦

鱼腥草味辛，性寒凉，归肺经，能清热解毒、消肿疗疮、利尿除湿、清热止痢、健胃消食，用治实热、热毒、湿邪、疾热为患的肺痈、疮疡肿毒、痔疮便血、脾胃积热等。生黄芩味苦、性寒，有清热燥湿、泻火解毒、止血、安胎等功效，主治温热病、上呼吸道感染、肺热咳嗽、湿热黄疸、肺炎、痢疾、咳血、目赤、胎动不安、高血压病、痈肿疖疮等。金荞麦酸苦，性寒，可清热解毒，祛风利湿，用治咽喉肿痛、痈疮、瘰疬、肝炎、肺痈、筋骨酸痛、头风、胃痛、细菌性痢疾。张恩树称此角药为治疗咳嗽的"三板斧"，不仅对外感咳嗽疗效显著，对内伤咳嗽，只要予以局部、整体兼顾，在此组"角药"的基础上加味，寒热清补，用之亦多能获得明显疗效。常用量：鱼腥草 15g，生黄芩

10g，金荞麦 15g。

肺癌——猫爪草、白花蛇舌草、露蜂房

猫爪草甘辛、温，性平，归肝、肺经，功用解毒、化痰、散结，主治瘰疬、结核、咽炎、疔疮、蛇咬伤、疟疾、偏头痛、牙痛。白花蛇舌草味苦、淡，性寒，主要功效是清热解毒、消痛散结、利尿除湿。露蜂房味甘、平，有毒，可祛风止痛、攻毒消肿、杀虫止痒，用于治疗风温痹痛、风虫牙痛、痈疽恶疮、瘰疬、喉舌肿痛、痔漏、风疹瘙痒、皮肤顽癣。张恩树认为治疗肺癌应辨证用药，配合具有抗肿瘤作用的中药，疗效更甚，临床注意顾护脾胃，扶助正气。常用量：猫爪草 15g，白花蛇舌草 30g，露蜂房 10g。

胃溃疡吐酸——乌贼骨、浙贝母、瓦楞子

乌贼骨咸、涩，微温，入肝、肾经，功用收敛止血、固精止带、制酸止痛、生肌祛湿。浙贝母清热化痰、散结解毒，治风热咳嗽、肺痈喉痹、瘰疬、疮疡肿毒。寒痰、湿痰及脾胃虚寒者慎服浙贝母。贝母反乌头。瓦楞子味咸，性平，归肺、胃、肝经，具有消痰化瘀、软坚散结、制酸止痛的功效，用于顽痰胶结、黏稠难咯、瘿瘤、瘰疬、癥瘕痞块、胃痛泛酸。3 药组合具有制酸的作用，张恩树常用此角药治疗胃溃疡泛酸的患者，收效显著。常用量：浙贝母 10g，乌贼骨 10g，瓦楞子 10g。

（郭灵龙、杨晓明、杨爱国）

梅核气治验一则

潘某，女，52 岁。2018 年 2 月 22 日初诊。

患者咽中如有炙脔，咽痛，喉中有痰，胸部闷塞，胁肋胀满，平素精神抑郁，苔白腻，脉弦滑。

诊断：梅核气（气滞痰凝，阻滞胸咽），西医称慢性咽炎。

治法：理气化痰，养阴利咽。

处方：慢性咽炎方加减。射干 10g，木蝴蝶 5g，法半夏 10g，茯苓 10g，玄

参10g，制香附10g，川郁金10g，川厚朴花5g，合欢花6g，桔梗10g，甘草5g。5剂，水煎服，每日1剂，分煎2次，取药液250mL，分早晚服。药后咽痛、胸部闷塞等症渐减。前方既效，毋庸改弦易辙，再进5剂，庶几荡平贻患。

方解：射干清热解毒，消痰利咽，《本草纲目》载“射干能降火，故古方治喉痹咽痛为要药”；香附理气和中，燥湿化痰；厚朴花宽胸利膈，开郁畅中；郁金、合欢花行气解郁，活血消肿；木蝴蝶、桔梗清肺利咽祛痰，《珍珠囊药性赋》中记载桔梗“其用有四：止咽痛，兼除鼻塞；利膈气，仍治肺痈；一为诸药之舟楫；一为肺部之引经”；法半夏化痰散结，和胃降逆；甘草调和诸药。

（郭灵龙）

四火并治验案

凌某，女，72岁。2018年4月11日初诊。

患者诉平时性情急躁，舌尖自我感觉热，舌边破皮，牙龈冒火肿痛，口唇冒火红肿、疼痛，苔薄黄，脉数。

诊断：牙龈炎（上焦热火炽盛）。

治法：清胃泻肺、平肝泻火。

处方：竹叶石膏汤、泻黄散合清胃散加减。生石膏（先煎）50g，知母10g，芦根20g，炒栀子10g，地骨皮10g，露蜂房6g，白芷10g，骨碎补10g，竹叶10g，藿香10g，生甘草6g。7剂，水煎服，每日1剂，分早晚温服。

二诊：药后诸症渐减，牙龈肿痛亦除，前方既效，稍事进退。上方去露蜂房、白芷、骨碎补，加炒黄芩10g。再进7剂。后患者告知眼睛、牙龈、舌尖、口唇冒火已愈。

按语：该患者眼睛冒火，舌尖自我感觉发热，舌边破皮，牙龈冒火肿痛，口唇冒火红肿、疼痛，乃四火（肝火、心火、胃火、脾火），因火邪壅盛，其性燔灼趋上，循经上扰所致。临床上四火并扰，实为鲜见。肝开窍于目，《灵枢·脉度》云：“肝气通于目，肝和则目能辨五色矣。”肝火上炎，则目赤痒痛冒火，羞明流泪。心开窍于舌，《素问·阴阳应象大论》曰“心主舌”，舌为心之苗，心火炽盛，则口舌冒火糜烂肿痛、舌尖红。胃居中焦，其性宜降，喜润恶燥，与脾由足阳明胃经与足太阴脾经相互属络而成表里关系，胃火炽盛，循经上扰，可见牙龈冒火肿痛糜烂。脾开窍于口，其华在唇，《灵枢·脉度》说："脾气通于口，脾和则口能知五味也。"，若脾经伏火过甚，则口舌冒火生疮、红肿疼痛。火性炎上，火热之邪易侵害人体上部，故火热病证多发生在人体上部，尤以头面部多见。该患者在治疗上主要以清火泄热为主。

方中生石膏，味甘、辛，性大寒，有清热泻火，除烦止渴之功效。生石膏用量一般 15 ~30g，张恩树用至 50g，意在夯实其清热泻火之力。知母味苦甘而性寒质润，善清肺胃气分实热，而除烦止渴，常与石膏相须为用。生石膏辛甘大寒，质重浊，其性走而不守，善清胃家实热，为邪热进入阳明气分之要药，偏于清；知母苦寒质润多液，偏于滋。二者合用，一清一滋，有清热保津之效。芦根味甘能生津，性寒能清热，既能清泄肺胃实热，又能生津止渴、除烦；栀子通泄三焦，引火下行；地骨皮性寒、味甘，具有凉血除蒸，清热降火之功；露蜂房味微甘、药性平，用于治疗胃火上炎而致牙龈肿痛；白芷性温、味辛，气芳香、微苦，可祛风止牙痛，使热邪从外透解；骨碎补固齿止牙痛；竹叶味甘、淡，性寒，具有清热除烦、生津、利尿之功效，主清上焦之热，淡渗利窍，导心火下行；藿香芳香醒脾，可泻脾胃伏火；甘草清热解毒，调和诸药。诸药相伍，共奏清火泄热之效，以使上炎之火得降。二诊诸症渐减，牙龈肿痛亦除，故去露蜂房、白芷、骨碎补，加炒黄芩以增强清火泄热之力，以希一鼓荡平贻患。此外，还需叮嘱患者情绪要安定，饮食宜清淡易消化，多喝水，多食新鲜蔬菜和水果，忌辛辣温燥、黏腻、温补、性热之食物。此病案介绍了张恩树主任医师治疗四火并发之症，由于病例罕见，故整理如上，公诸同好。

（杨爱国、杨晓明、郭灵龙）

治疗肺部磨玻璃密度结节验案

肺磨玻璃影（GGN）指在胸部 CT 检查时发现，表现为密度轻度增高的云雾状淡薄影或圆形结节，样子像磨砂玻璃一样。它可以是弥漫性散在生长，也可以仅聚集在局部，看起来像一个小磨玻璃样结节，所以也叫肺部磨玻璃密度结节。引起肺磨玻璃样病变的原因有很多，比如感染性病变（特别是病毒）、过敏性肺炎、肺泡出血、肺水肿、肺肿瘤（肺泡癌和腺癌及淋巴瘤）、代谢性疾病、间质性肺炎等。肺部磨玻璃密度结节并不一定是恶性的，有时候它是肺部炎症、出血、纤维化的良性病变。

秦某，女，60 岁。2018 年 4 月 24 日初诊。

患者自诉咳嗽半年余，多家医院诊治效果不佳。后来张恩树处诊治。刻诊患者咳嗽有痰，痰多色黄，鼻塞，苔黄腻，脉滑。CT 诊断示左下肺少许炎症、左上肺部磨玻璃密度结节。

诊断：肝火犯肺咳嗽（肺部磨玻璃密度结节）。

治则：清肝泻肺，顺气降火。

处方：黛蛤散合泻白散加减。黛蛤散 10g（布包），炙枇杷叶 10g（布包），桑白皮 10g，杏仁 10g，百部 10g，白前 10g，川贝母 10g，知母 10g，金荞麦 20g，鱼腥草 15g，炒黄芩 10g，紫菀 10g，甘草 5g。7 剂，水煎服，每日 1 剂，分上、下午温服。

二诊：药后咳嗽减，但痰多质黏厚。上方加海浮石 10g，南沙参 10g。再进 7 剂。

三诊：药后咳嗽渐减，咽中有黏痰，咳吐不爽。上方加法半夏 10g，旋覆花 10g（布包），猫爪草 10g。再进 7 剂。

四诊：药后咳嗽止，前方既效，毋庸更张，原方续服 7 剂，以巩固疗效。

按语：患者久病不愈，乃肺气上逆使然。证属肝火犯肺，失其清肃，拟方以清肺泻肝、顺气降火为先。初诊时用青黛清肺肝之热，凉血解毒；海蛤壳清泄肺热化稠痰。二药相须为用，善清肺肝经之热，共奏清肝利肺，凉血化痰，降逆除烦之功。川贝母清热润肺，化痰止咳；知母清肺泻火，滋阴润燥，共奏清热化痰，润肺止咳之功。桑白皮、炒黄芩清泄肺热；杏仁、百部、白前、紫菀润肺降气止咳；枇杷叶清肺止咳、降逆气；金荞麦、鱼腥草清热化痰；甘草和胃气，泻肺而不伤脾胃，调和诸药。诸药相伍为用，共奏清肺化痰、降气止咳之效。二诊患者咳嗽减轻，但痰多质黏厚，故加海浮石、南沙参以达清热豁痰、养阴清肺之功。三诊患者咳嗽渐减，咽中有黏痰，咳吐不爽，故加法半夏以清化痰浊；旋覆花以理气和络、化痰软坚。二药相配伍，以增强化痰降气之功。猫爪草化痰散结。四诊患者咳嗽止，原方继续，以巩固疗效。此外，叮嘱患者饮食宜清淡易消化、多喝温水、多食新鲜蔬菜和水果。忌辛辣、甘肥及过咸之食物，避免油烟味、香烟等有害气体伤肺。适当参加体育锻炼，提高机体免疫力。

（杨爱国、杨晓明、潘灯银）

治疗乙肝伴肝硬化验案

乙肝伴肝硬化由慢性乙型病毒性肝炎发展而成。患者早期由于肝脏代偿功能较强可无明显症状；后期则以肝功能损害和门脉高压为主要表现，并有多系统受累；晚期常出现上消化道出血、肝性脑病、继发感染、脾功能亢进、腹水、癌变等并发症。

丁某，男，43岁。2018年3月6日初诊。

患者患乙型病毒性肝炎10余年，发现肝硬化1个月，治疗效果不佳。后请张恩树诊治。刻诊患者面色萎黄、眼睛稍黄。查体见腹壁静脉曲张明显，脾肿大，纳谷不香，苔薄腻，脉细弦。

诊断：鼓胀（湿热久积、肝郁血瘀）。

治则：疏肝健脾，活血化瘀。

方药：鳖甲煎丸合柴胡疏肝散加减。炙鳖甲（先煎）15g，醋三棱10g，莪术10g，茵陈15g，石见穿15g，虎杖10g，茯苓10g，猪苓10g，泽泻10g，半枝莲10g，垂盆草15g，灵芝15g，白术10g，陈皮10g，白茅根15g，鸡内金10g。7剂，水煎服，每日1剂，分上、下午温服。

二诊：患者药后面色萎黄、目黄渐好转。上方加牡蛎（先煎）30g，软坚散结，以希接效为佳。7剂，水煎服。

三诊：患者右胁下隐痛不适。上方加炒柴胡10g，川郁金10g。15剂，水煎服。

四诊：患者药后右胁痛减，纳谷不馨。上方加焦三仙（各）10g，香谷芽15g。15剂，水煎服。药后右胁痛蠲除、纳谷尚可，继用原方15剂。

五诊：患者药后诸症好转，自述无不适。续服原方巩固疗效。15剂，水煎服。

六诊：患者诸症渐愈，面色萎黄、目黄已消退，复查肝功能未见明显异常，精神、食欲俱佳，原方继续，以巩固疗效。15剂，水煎服。

按语：患者正气虚亏，复感邪毒，内外合因，导致乙肝发生。乙肝迁延不愈，肝失疏泄，肝气郁结，肝络阻塞，致血瘀肝硬化。而正气虚损，脾肾虚弱，肝脏抗病能力低下，又是招致血瘀肝硬化的内在因素。乙肝邪毒感染，是致本病外因；湿热久积，肝失条达，肝气郁滞，致气滞血瘀为本病的主要病机。故本病以软坚散结、健脾利湿、佐以抗毒为治疗原则，同时标本兼顾，扶正以祛邪。

初诊方中炙鳖甲软坚消癥、行气活血、护肝抗癌；醋三棱、莪术二药相须为用，破血行气、祛瘀止痛；石见穿活血化瘀、散结消肿；茵陈、虎杖、垂盆草清利湿热、利胆退黄；茯苓、猪苓、泽泻、白茅根、白术利水渗湿、渗利小便，以导湿热下行；半枝莲活血祛瘀、抗癌解毒；灵芝保肝解毒、扶助正气；陈皮、鸡内金和胃健脾、消食化积。二诊时患者诉药后病情好转，故方中加牡蛎以增强软坚散结之功。至三诊时患者诉右胁下隐痛不适，故方中加炒柴胡、郁金以疏肝理气、活血止痛。四诊时患者诉纳谷不馨，故方中加焦三仙、香谷芽以消食和中、健脾开胃。五诊可见药后诸症好转，自述无不适，故原方药继续，以巩固疗效。六诊时，药后诸症渐愈，面色萎黄、目黄已消退，复查肝功能未见明显异常，精神、食欲俱佳，药后效如桴鼓，故续服汤药以巩固疗效。

张恩树主任医师还叮嘱患者要调摄情志，保持精神愉快，情绪稳定；应忌酒、辛辣、甘肥、腌制及生冷之食物；平时注意休息，劳逸结合，适当参加体育锻炼，提高机体免疫力，并定期随诊、复查。

（杨爱国、杨晓明、张　松）

运用天麻钩藤竹茹汤治疗癫痫验案

王某，男，31 岁。1992 年 5 月 23 日初诊。

患者 2 年前始发癫痫，间断发作，近来发作间隔时间缩短。发时猝然昏仆，两眼上视，抽搐，口吐涎沫，数分钟后恢复如常，苔腻微黄，脉弦滑。证属肝风夹痰，闭阻窍络。拟豁痰开窍，息风定痫。处方：天麻 10g，钩藤（后下）10g，石决明（先煎）30g，炒竹茹 10g，法半夏 10g，茯苓 10g，浙贝母 10g，石菖蒲 10g，远志 10g。5 剂，水煎服。

二诊：患者药后癫痫发作次数减少，周来发作一次，发作持续时间亦较前缩短，唯有头晕。治以平肝潜阳，息风化痰为主。天麻 10g，钩藤（后下）

10g，石决明（先煎）30g，炒竹茹 10g，浙贝母 10g，石菖蒲 10g，远志 10g，白蒺藜 10g，菊花 10g，牡蛎（先煎）30g。5 剂，水煎服。

三诊：患者周来癫痫未作，自觉精神萎靡，时有头晕眼花，心悸，苔薄白，脉细滑。证属病久耗伤心肾，痰浊未尽，治以补益心肾，健脾化痰。处方：党参 10g，山药 15g，枸杞子 10g，熟地黄 10g，茯苓 10g，法半夏 10g，陈皮 10g，远志 10g，酸枣仁 10g。7 剂，水煎服。

嘱患者保持情绪稳定，心情舒畅，清淡饮食为主，忌疲劳、熬夜。后复诊在上方基础上调整成方，以宁心益肾，健脾化痰为主。随诊半年，未再发作。

按语：张恩树认为癫痫病因在风、痰、虚。急性发作时，治以平肝息风，豁痰开窍为主，自拟天麻钩藤竹茹汤，方取天麻、钩藤、石决明息风止痉，竹茹、法半夏、石菖蒲豁痰开窍。病情稳定后，运用补益脾肾，宁心化痰之品，补其不足，泻其有余，对控制疾病的发作有一定裨益。诚如清代医家陈飞霞所云："盖病源深痼，但可徐图，唯有健脾补中为主，久服痰不自生，痫自不作。"

（郭灵龙）

治疗男性乳癖验案

金某，男，75 岁。2017 年 6 月 7 日初诊。

患者近来情志不畅，左乳房不适，有移动性肿块约 8mm×25mm，推之活动，舌淡苔薄腻，脉细弦。B 超：左乳低回声区，考虑炎性改变。

诊断：乳癖（肝气失疏、心脾郁结、气血失调、痰湿阻滞乳络）。

治法：疏肝理气散结。

处方：柴胡疏肝散加减。炒柴胡 10g，郁金 10g，制香附 10g，赤芍 10g，当归 10g，蒲公英 15g，莪术 10g，穿山甲（先煎）10g，浙贝母 10g，甘草 5g。7 剂，水煎服，每日 1 剂。

二诊：左乳不适感减轻，但局部仍有疼痛，效不更方，继用上方加延胡索 10g，炒川楝子 10g。7 剂，水煎服。

三诊：症状全部消失，左乳房未扪及肿块，嘱继服 7 剂巩固善后。随访 3 个月，乳癖未萌。

按语：乳癖是中医病证名，又名“乳粟”“奶癖”，常见于中青年妇女，是妇女乳房部常见的慢性良性肿块，以乳房肿块和胀痛为主症。乳癖可见于西医学的乳腺小叶增生、乳房囊性增生、乳房纤维瘤等疾病。现代医学认为乳腺增生症与卵巢功能失调有关，如黄体素分泌减少，雌激素的分泌相对增高等。乳癖之名，最早见于汉代华佗《中藏经》，在该书“卷七”中，有用白芥子研成膏，贴疼硬处治“奶癖”的记载。清·高秉钧《疡科心得集·辨乳癖乳痰乳岩论》云：“有乳中结核，形如丸卵，不疼痛，不发寒热，皮色不变，其核随喜怒消长，此名乳癖。”病因病机多为情志不畅，肝郁气滞，脾失健运，痰浊内生，气血瘀滞，痰凝、瘀血阻于乳络，致乳房肿块。中医认为，足厥阴肝经行乳头，足阳明胃经过乳房，足太阴脾经行乳外，乳癖病的发生与肝、脾、胃关系密切。若情志内伤，忧思恼怒则肝气郁结，肝失条达，气血瘀滞，气不行津，津液凝聚成痰；复因肝木克土，致脾不能运湿，胃不能降浊，则痰浊内生，气滞痰浊阻于乳络则为肿块。

张恩树认为，老年男性患乳癖病临床上很少见，其发病主要与体内的性激素代谢紊乱和雌雄激素比例失衡有关，中医治疗该病疗效显著。方中柴胡功擅条达肝气而散郁结；香附疏肝理气；郁金行气活血解郁；当归、赤芍养血活血；蒲公英、莪术、穿山甲、浙贝母清热散结，通络止痛。《医林纂要》曰“蒲公英补脾和胃，泻火，通乳汁”，《本草纲目》曰“穿山甲，古方鲜用，近世风疟、疮科、通经下乳，用为要药”，此两药均有疏通乳腺管，消除乳癖之功。

（杨爱国、郭灵龙）

治疗唇风验案

陶某，女，43 岁。2017 年 12 月 25 日初诊。

患者诉唇周发干 5 天，察其鼻尖发红，舌红，脉细数。

诊断：唇风（风热湿邪外侵，脾胃湿热内蕴）。

治法：清脾胃伏火。

处方：泻黄散加减。炒栀子 10g，生石膏（先煎）20g，藿香 10g，防风 10g，生甘草 6g，连翘 10g，金银花 10g，蒲公英 15g，石斛 10g。7 剂，水煎服，每日 1 剂。

二诊：病情减轻，治疗有效，仍从前议。

按语：唇风是以口唇红肿、痛痒，日久破裂流水，或脱屑皮，或有嘴唇不时瞤动为主要表现的口腔疾病，因风热湿邪外侵，或脾胃湿热内蕴，上蒸口唇所致。相当于西医慢性唇炎、剥脱性唇炎、继发感染性唇炎。《黄帝内经》关于唇风的描述，称唇槁，如《灵枢·寒热病论》："寒热者……唇槁。"唇风病名，又名唇瞤、唇颤动、唇湿等，首见于明·陈实功《外科正宗》记载："唇风，阳明胃火上攻，其患下唇发痒作肿，破裂流水，不疼难愈。"脾开窍于口，其华在唇，足阳明胃经环口唇，口唇属脾胃之外候。正如《诸病源候论》云："脾与胃合足阳明之经，胃之脉也，其经起于鼻，环于唇，其支脉入络于脾，脾胃有风热邪气乘之，而肿发于唇。"《医宗金鉴》说："此症多生于下唇，由阳明胃经风火凝结而成。初时发痒，色红作肿，日久破裂流水，疼如火燎，又似无皮，故风盛则唇不时瞤动。"这些都说明唇风与脾胃蕴热有密切关系。

张恩树认为，本病为脾胃伏火引发，治疗用泻黄散。因脾属中土，其色为黄，开窍于口，其华在唇，泻脾经之热，故名泻黄散之义。药物组成为藿香、栀子、生石膏、甘草、防风。方中生石膏、栀子泻脾胃伏火，防风疏散脾经伏火，藿香芳香化湿醒脾，甘草泻火和中。《黄帝内经》曰"火郁发之"，用防风散火实为泻火。治疗上加用连翘、金银花、蒲公英以增强清解脾胃蕴热之力，石斛滋阴润燥，共奏泻脾胃伏火之功。

（杨爱国、郭灵龙）

治疗妇人产后皮肤瘙痒验案

潘某，女，30 岁。2017 年 11 月 29 日初诊。

患者诉产后 1 个月，腹部皮肤干燥瘙痒，未见斑疹，时有双下肢麻木不适，爪甲不荣，纳食尚可，夜寐差，大便干结，舌淡苔薄，脉细。诊为血虚生风皮肤干燥症。治以养血祛风，以当归饮子加减。处方：当归 10g，川芎 10g，生地黄 10g，赤芍 10g，防风 10g，荆芥 10g，白蒺藜 10g，蝉蜕 6g，地肤子 10g，白鲜皮 10g，薏苡仁 15g，生甘草 5g，生黄芪 15g，凌霄花 10g。7 剂，水煎服。药后皮肤瘙痒止，继予原方 7 剂口服巩固疗效。

按语：张恩树认为，对于皮肤瘙痒，中医多从风论治，正所谓“痒自风来，止痒必先疏风”，风之为病，不外乎内外两端。本案患妇产后本就气血亏虚，加之产后哺乳、睡眠差，气血恢复缓慢，运行不畅，导致全身脏腑、经络、肌肉失去濡养，表现皮肤瘙痒等。该案辨证当属血虚生风，遵“治风先治血，血行风自灭”之旨，治以养血祛风。本方由当归饮子加减化裁而成，源自《丹溪心法》，方中生地黄、当归、川芎、赤芍变四物汤为养血润燥、和血祛风之用，其中川芎行气活血祛风，地黄用生地黄，芍药用赤芍，以增凉血之效又兼制全方之辛温；荆芥、防风辛温发散，疏风达表，祛全身上下之风，防风乃风药中之润剂，更是祛风之要药；白蒺藜活血祛风；蝉蜕质轻走表；地肤子、白鲜皮、薏苡仁清热利湿，祛风止痒；黄芪补气运血，促进血液循环；凌霄花凉血活血祛风；甘草泻火解毒，并能调和各药。诸药合用，为活血化瘀、祛风清热之剂。全方选药用药精当，配伍环环相扣，共奏养血和血，祛风止痒之功。

（郭灵龙、杨爱国、张　松）

治疗顽固性梦遗验案

郭某，男，51岁。2018年1月29日初诊。

患者20多年前，因年少无知，频繁手淫，后有梦遗。请张恩树主任医师诊治。刻下症：腰际酸软，每晚梦遗一二次，历时20余年，苔薄黄脉细数。证属肾阴不足，阴虚火旺，迫精妄行。治拟滋养肾阴，补肾固遗。处方：知母10g，黄柏10g，山萸肉10g，山药30g，生熟地黄各10g，茯苓10g，泽泻10g，牡丹皮10g，金樱子10g，芡实10g，莲子肉10g，煅龙牡（先煎）各30g。7剂，水煎服，每日1剂，上、下午温服。

二诊：患者药后病情好转，仍从前议。15剂，水煎服。

三诊：患者梦遗偶发，且程度明显减轻，上方加用二至丸和牛膝。15剂，水煎服。

四诊：服药期间未再发生梦遗，效不更方，继用上方15剂。

按语：经与患者单独沟通，自诉经常手淫而获得快乐感，随着年龄增长，手淫频繁，以至梦遗20多年，多方求医无效，转而寻求中医。张恩树认为，该患者频繁手淫和梦遗，日久导致肾气虚弱，气虚及阴，阴虚火旺，封藏失职。治疗用知柏地黄汤合水陆二仙丹加减。方中知母入肾经，滋肾阴、泻肾火、退骨蒸；黄柏入肾经善泻相火。两药相须为用，清下焦相火而止遗。生、熟地黄主入肾经，滋阴补肾，填精益髓；山萸肉滋补肝肾，涩精固遗；山药主入脾经，《景岳全书》云“健脾补虚，涩精固遗”。四药合用可增强滋阴益肾之力，又兼养肝补脾之效。牡丹皮清泄相火，活血化瘀；泽泻利湿泄浊；茯苓淡渗健脾，宁心安神。三药合用可清泄相火，利湿去浊。芡实与金樱子配伍为水陆二仙丹，芡实益肾固精，金樱子固精缩尿，《本草备要》云“金樱子能固精秘气，治梦泄遗精”。两药配合，使肾气得补，精窍自关。龙骨、牡蛎性平味涩，涩能收敛固涩，质重能镇，《药性论》曰“龙骨能止梦泄精”，《本草备要》曰“牡蛎能涩以收脱，治遗精崩带”。两药均有收敛固涩止遗之功。怀牛膝补肝肾，并引诸药下行。上药合用，收效颇捷。由于患者病程日久且较顽固，阴精流失过多，故三诊时，张恩树加用二至丸，以增强补益肝肾、滋阴固遗之功。通过清泄相火、滋阴补肾、涩精固遗等药物配伍，相得益彰，服药30多剂就治愈了顽固性梦遗。张恩树还告诫患者要戒除恶习，不妄作劳，饮食清淡，心神宁静，这对治疗梦遗亦很重要。

（杨爱国）

治疗炎性假瘤验案

炎性假瘤是一种特发性、良性、非特异性炎症。典型临床表现为发病较快，常有反复发作史，眼球突出、眼睑肿胀及球结膜水肿、疼痛，眼球活动受限及复视、视力减退等，因其病变外观类似肿瘤，故称为炎性假瘤。本病多见于成年患者，高发年龄为40～50岁。通常单眼发病，也可双眼发病。临床病程可表现为急性、亚急性或慢性过程。炎性假瘤可以累及眼眶内所有组织结构，也可与眶周鼻旁窦炎性假瘤伴发。

晋某，女，42岁。2018年4月25日初诊。

患者平素性情急躁易怒，左眼球突出，左眼睑肿胀、疼痛，视物模糊，历时1年半。后至眼科求诊，排除甲亢。刻下症：左眼球突出，左眼睑肿胀、疼痛，视物模糊，双手无颤抖，颈脖无粗大，舌红、苔白腻，脉细弦。

诊断：炎性假瘤（肝郁化火、气滞血瘀、脾虚水停）。

治则：清肝泻火，健脾利湿，活血化瘀。

处方：栀子清肝散、桃红四物汤合五苓散加减。炒栀子10g，夏枯草15g，丹参10g，当归10g，赤芍10g，决明子10g，青葙子10g，千里光10g，茯苓10g，泽泻10g，白蒺藜10g，醋三棱10g，醋莪术10g，甘草6g。15剂，水煎服，每日1剂，分上、下午温服。

二诊：患者诉药后病情稍有好转，左眼睑肿胀、疼痛稍减，近来胃脘不适，泛酸。上方加浙贝母10g，瓦楞子10g，再进15剂。

三诊：药后患者左眼视物渐清晰，左眼球突出已不明显，左眼睑水肿渐消退，胃脘不适减轻。上方加薏苡仁20g，炙鳖甲（先煎）15g，牡蛎（先煎）15g，15剂。

四诊：药后诸症蠲除，再进15剂，巩固疗效。

按语：张恩树认为，本病皆因风毒痰热蓄积脏腑，长冲于目，致眼珠突出、疼痛，视物模糊。该患者平素性情急躁易怒，以致肝火上炎。《黄帝内经》云："肝开窍于目。"肝的经脉上连目系，故目有赖于肝的疏泄和肝血的濡养。脾运化水湿，若脾之运化失司，就会导致水液内停，以致肿胀的发生。本例患者发病较久，前贤有"久病必瘀"之说。本病病位在肝，与脾运化失司有关。因此，在治疗上以清肝泻火、健脾利湿、活血化瘀为原则，兼顾软坚散结，标本兼治。

初诊方中炒栀子能清三焦火邪，善于清透疏解郁热，为治热病之要药，其性清利，能清热利湿，导三焦湿热之邪从小便而出，故具有清肝明目、清热泻火、利湿消肿的功效；夏枯草辛散肝郁，苦寒泄热，清泻肝火而明目，为治肝火目赤、目珠疼痛之要药，有清热泻火、散结消肿、明目之功；决明子清肝明目，既善清肝热，又兼益肝阴，有明目之效，故治目疾无论肝热或阴亏者用之皆宜；青葙子苦而微寒，专入肝经，功善清泻肝经实火以明目退翳，为肝火上炎所致目赤肿痛、目生翳障所常用；千里光苦寒入肝，清肝明目之力甚佳，主治风热或肝火上炎所致的目赤肿痛；白蒺藜疏散肝经风热，治风热上攻之目赤肿痛；丹参活血祛瘀、通经止痛；当归活血补血；赤芍苦微寒，主入肝经，善走血分，既能活血散瘀，又可清肝明目，治肝火目赤；泽泻、茯苓利水渗湿、健脾，导水湿下行，利水而不伤正气；三棱、莪术破血行气、消癥散结、散瘀止痛；甘草调和诸药。

二诊患者药后病情稍有好转，左眼睑肿胀、疼痛渐减，迩来胃脘不适、泛酸，方中加入浙贝母、瓦楞子，以和胃制酸，同时，此二药也具有软坚散结、消癥化瘀之力。三诊患者药后左眼视物渐清晰，左眼球突出已不明显、左眼睑水肿渐消退，胃脘不适减，方中加入薏苡仁以健脾利湿，炙鳖甲、牡蛎以增强软坚散结之效。四诊患者药后病情已愈，故守原方以巩固疗效。此外，张恩树主任医师还嘱咐患者切勿挤压患病处，饮食宜清淡，忌食辛辣炙煿，肥甘厚味，平时多注意用眼卫生，养成良好的生活习惯。

（张　松、杨晓明、王　勇、潘灯银）

金殿春临证治验

运用旋覆花汤治疗肝着验案

赵某，女，39岁。2016年8月11日初诊。

患者左胸胁部隐痛2月余。平素性情急躁，近2个月来常感左胸胁肋部隐痛，以手抚之稍舒，注意力分散时不痛，生气时加重，时有口苦，纳谷正常，小便正常，大便偏干，舌质红，舌苔薄白，脉弦。查胸部CT、心电图未见明显异常。上腹部B超示胆囊壁毛糙。胃镜示胆汁反流性胃炎。患者肝气不舒，肝络不和，颇类《金匮要略》“肝着”一病，治以疏肝理气和血化瘀。处方：旋覆花（布包）12g，茜草10g，柴胡10g，延胡索15g，炒白芍20g，当归12g，川芎15g，香附10g，炙甘草10g，葱1根。7剂，水煎服，每日1剂，分2次服用。

二诊：药后左胁肋部隐痛好转，嗳气频，口苦减轻，舌脉同前。效不更方，原方继进7剂。

三诊：药后大便通畅，胸胁痛消失十之七八，舌淡红、苔薄白，脉细弦。原方加茯苓15g，7剂。后以逍遥丸调治2月余，病皆向愈。

按语：该患者患胆汁反流性胃炎一病，现代医家多从《黄帝内经》“邪在胆，逆在胃，胆液泄则口苦”一说，按肝胃不和，气机升降失常论治。但患者虽有口苦一症，详查其主诉是胸胁部隐痛，其“胁痛”大于“口苦”。细考诸家文献，颇类仲景所云“肝着”一病。《金匮要略·五脏风寒积聚病证脉证并治第十一》：“肝着，其人常欲蹈其胸上，先未苦时，但欲饮热，旋覆花汤主之。”肝着，是肝脏受邪而疏泄失职，其经脉气血郁滞，着而不行所致。因肝脉布胁络胸，故其证可见胸胁痞闷不舒，甚或胀痛、刺痛，若以手按揉或捶打其胸部，可使气机舒展，气血运行暂时通畅，则稍舒。此患者胸胁部隐痛，抚之可缓，移时可舒，生气时加重，足见肝气在此病发病中的地位。仲景旋覆花汤，以旋覆花通肝络而行气，《神农本草经》谓其："主结气，胁下痛。"更以新绛活血化瘀，清代叶天士云："新绛一方，乃络方耳。"助以葱茎温通阳气而散结。此方被叶天士推崇为"络以辛为泄"的治法祖方。金殿春治此患者亦从原方之意，旋覆花、茜草、葱疏肝理气、通络化瘀、活血止痛。但仅用三药，药单力薄，故配川芎、当归增强活血之力；香附被李时珍推崇为"气病之总司，女科之主帅"，气血同治，配柴胡增强疏肝之力，配延胡索行气止痛；炒白芍养血柔肝，与甘草同用亦有"酸甘化阴"之意。三诊中加用茯苓，宗"肝病实脾"之旨。待瘀化滞去，肝气稍平，善后以逍遥丸化裁，疏肝健脾以图其本。

（时　乐、张　芸）

治疗口苦验案

张某，男，75岁。2016年9月2日初诊。

患者来诊时仅诉口苦一症，夜寐欠宁，余无特殊不适。既往有高血压病病史，自服氨氯地平、替米沙坦，血压控制尚可。空腹血糖：8.5mmol/L。舌质暗红，舌苔薄黄，脉弦。拟黄连温胆汤化裁。处方：黄连6g，干姜6g，法半夏10g，竹茹10g，夏枯草12g，丹参15g，葛根15g，决明子15g，益母草30g，罗布麻叶12g，生龙齿（先煎）15g，生牡蛎（先煎）15g。7剂，水煎服，每日1剂。

二诊：患者诉口苦症状减轻，原方继进7剂。后患者来院告之诸症皆愈。

按语："口者，脾之窍也，能知五谷之味。又诸经皆会于口，病则口中之味随各经而异。"口内症状，一般实证多于虚证，热证多于寒证。又因口内津液，通于五脏，故脏气偏胜，便有不同味觉反应于口，口中味觉异常，常常是辨证的依据和参考。近代名医秦伯未在《中医临证备要》一书中对口证叙述甚详。秦老认为：胆热、心热、肝热证常见口苦。《黄帝内经》称为"胆瘅"。如说："此人数谋虑不决，故胆虚气上溢而为之苦。"又说："肝气热则胆泄口苦……"宜龙胆泻肝汤。方书曰："心热则口苦，或生疮"，宜凉膈散、泻心汤。总之，口苦以内热多见，偏于肝胆二经。现今临床胆汁反流相关性疾病中多伴见口苦一症。

金殿春指出，该患者就诊唯一症状为口苦，细思辨，寒热不明显，非龙胆泻肝汤、凉膈散、泻心汤所宜。详查舌脉，当与胃和肝胆相关。黄连温胆汤原方以黄连、竹茹、枳实、半夏、橘红、甘草、生姜、茯苓组成，系二陈汤化裁而来，具有清热燥湿、理气化痰、和胃利胆的作用。该患者痰症不明显，热象不显著，故去橘红、茯苓、枳实。以黄连、竹茹、法半夏、干姜和胃利胆；半夏性温，竹茹性寒，半夏配竹茹，一热一寒，相反相成，和胃健脾。本例处方中以干姜易生姜，与黄连配伍，出自《伤寒论》半夏泻心汤，等量同用，寒热平调。夏枯草、决明子平肝气，清胆热；丹参、葛根通络活血，改善心脑循环；益母草亦入肝经，有活血利尿之功，现代研究表明有降血压作用；罗布麻叶亦是治疗头晕目眩之药；龙齿、牡蛎均生用，俱为平抑肝阳、宁心镇静之药。全方共奏和胃疏肝利胆之效，肝气平、胆热清、胃气和则口苦自愈。

（时　乐、张　芸）

郭立中临证治验

重用姜附治疗阳虚失眠验案

患者，女，46岁。2010年9月9日初诊。

患者失眠6年，于2005年开始不易入睡，彻夜不眠，翌日烦躁，体乏无力，头重昏沉，双眼不适。现服艾司唑仑等安眠药，效不显。刻下见患者寐差，劳累后尤甚，食纳如常，夜间憋尿后心慌，胸闷，醒后难以入睡，小溲量少，大便二三日一行，质地偏干偶见黏液，脚底易生茧，腰部怕冷，头面常烘热自汗出，但夜间喜将双足伸于被褥之外。舌体胖大，舌面紫暗，苔白腻，边有齿痕，脉沉细。

病机：心肾阳虚，阴火上浮。

治法：补肾温阳，收敛浮阳，镇静安神。

处方：四逆汤合封髓丹加减。制附片（先煎2h）60g，炮姜50g，炙甘草5g，白术15g，砂仁（后下）15g，黄柏15g，木蝴蝶20g，炒枣仁20g，茯神15g，生龙骨（先煎）30g，生牡蛎（先煎）30g，磁石（先煎）30g，桂枝30g。21剂，水煎服，每日1剂，早中晚3次，每次取汁150mL左右，温服。

二诊：患者药后症状有所缓解，先主动撤去安眠药，不觉烦躁，但仍梦多，渐易入睡，因感冒又需安眠药维持，自述腰部怕冷减轻，小便畅通，动辄汗出，恶风，食纳知味，天气不好时胸闷心悸，大便每日1次，质黏，成形。舌质暗、苔白腻，脉沉弱，双尺不足，左尺浮。前方改制附片（先煎2h）75g，炮姜60g，去牡蛎，加龙齿（先煎）30g。14剂，水煎服，以加强重镇安神之功。

三诊：患者药后失眠较前改善，劳累后数夜寐差，日间思睡，但不能入睡，夜间入睡困难，次日头晕头痛，食纳尚可，仍有虚汗出。大便难解二三日一行，质地偏干，小便不利。舌质瘀暗，苔白，舌体胖大，边有齿痕，脉浮缓，右寸浮紧，左尺浮。一诊方去磁石，加龙齿（先煎）30g，生姜20g，改制附片（先煎2h）90g，炮姜60g。7剂，水煎服。

四诊：患者药后症减，已停用安眠药，大便调，小便亦畅，夜尿3次，腰冷手凉，口干不显，喜热饮。舌质暗淡有齿痕，苔白腻，脉右寸虚，左尺浮大而虚。一诊方改制附片（先煎2h）120g，炮姜90g，去磁石，加龙齿（先煎）30g，生姜20g。7剂，水煎服。

10月28日来诊诉至今未服用安眠药，饮食睡眠均佳，遂停药。

按语：失眠，中医学称为“不寐”“不得卧”“目不瞑”，是以经常不能获得正常睡眠为特征的一类病证，主要表现为睡眠时间、深度的不足，轻者入睡困难，或寐而不酣，或醒后不能再寐，常影响人们的正常工作、生活、学习和健康。临床报道失眠辨证分型大致为心脾两虚型、心胆气虚型、阴虚火旺型、心肾不交型、胆郁痰热型、肝火扰心型、胃气不和型、余热扰膈型、水饮内停型、瘀血阻滞型等。笔者临床跟随郭立中教授侍诊过程中发现因阳虚而致失眠亦不少见，经用温潜法治疗得愈，在此仅稍作总结。

此例患者属阳虚不寐，病位于肾。肾为先天之本，内寄命火，乃一身阳气之根，主生主化，相火潜藏不露则有生机，脏腑功能正常，使一身之阳气上下相贯，得其温煦之能，气血安和，神、魂、魄、意各守其藏，神安其宅。《类证治裁·不寐》云：“阳气自动而之静，则寐；阳气自静而之动，则寤。不寐者病在阳而不交阴也。”可见阴阳在不断消长变化过程中相交才能产生睡眠，说明阳气在睡眠中占据主导作用。故肾阳不足对睡眠有很大影响，导师郭立中认为，肾阳虚，不能与阴争，入夜阳气难入于阴，寐则易醒，似睡非睡。卫气的生成有赖肾阳温化，卫气虽由水谷精微所化生，但肾中元阳如釜底之薪，无火则水谷不熟。卫气出入阴阳必经足少阴肾经，肾阳是推动卫气运行的原动力。肾阳亏虚，卫气亦因之虚弱，卫气运行不利，可致失眠。

患者已近“七七”之岁，下焦阳虚，阴盛逼阳，虚阳上浮，上扰心阳，失其接济，神不得安，而不寐作矣。故治宜温补肾阳，使真阳之气渐复则阴霾自除，阴阳恢复平衡则自能寐。用四逆汤合封髓丹治之，四逆汤温补肾阳；封髓丹纳气固肾，上中下并补。方中制附子色黑入肾，其非常之热力，能补助肾中之相火，以温人体之肾阳；干姜辛热，守而不走，专于温补中阳，姜附合用其性尤峻；佐以甘草，既能解附子之毒，又可缓附、姜之峻以护阴液，更有持续药力以防虚阳脱散之用；黄柏味苦性寒，苦能坚肾，肾职得坚则阴水不虞其泛溢，寒能清肃，秋令一至，则龙火不至于奋阳，水火交摄，阴有迫阳外出者乎；砂仁温健脾运，引五脏六腑之精归藏于肾；桂枝通阳化气；龙骨、牡蛎潜虚浮之阳。合方温阳化气，调和阴阳，使水火既济，相火不再妄动，真阳归元，阴阳相交故自能寐。

临证应用时，姜附的用量是重点。郭立中认为能少用的绝不多用，该量大的绝不手软。附子虽有大毒，临床使用对其用量亦有争议，为防止其毒性故嘱患者使用时将制附片先煎 2h 以上，此外方中配伍甘草，既能解附子之毒，又可缓附、姜之峻以护阴液，更有持续药力以防虚阳脱散之用。根据患者病情及阳虚的程度，仔细斟酌姜、附的用量，使其达到最佳疗效。

（郭灵龙）

第四部分　临证心悟

此部分为临床医生在临床、跟师、读书过程中的感悟、总结、心得。

从肝脾论治慢性疲劳综合征

陈某，男，42岁。2009年11月10日初诊。

患者疲劳乏力年余，平时工作繁忙，性格内向，1年前因与家人争吵后情志不舒，渐觉疲劳乏力、头晕头痛、记忆力下降、发热多汗、肌肉酸痛、困倦乏神、失眠多梦、食欲不振、寐不解乏。多方求治，查肝肾功能、血糖、血脂、血尿常规均正常，头颅CT、心电图、B超均无异常，服用中西药无数，效不佳。

刻下症：疲惫乏力，头昏沉痛，困倦嗜睡，多梦，眠浅易醒，醒后仍觉疲乏，急躁易怒，郁郁寡欢，食纳欠馨，纳后脘腹胀满、嗳气、肠鸣、大便溏薄，每日三四次，小便黄，口干而黏，渴喜冷饮。望之面色晦暗，神疲，情绪低落，唇干，爪甲无华，甲床干燥起刺。舌质紫黯、边有齿痕、苔薄黄腻，脉左弦滑、右沉弦。证属肝气郁滞，影响脾胃，中州斡旋失司，诸症丛生。治当疏肝解郁，温运中州，清化湿浊。

处方：西洋参（另煎兑入）10g，砂仁（后下）5g，炮姜10g，炒苍术、生麦芽、败酱草、石见穿各15g，生黄芪20g，炒薏苡仁30g，炒防风、八月札、广郁金、厚朴花、茵陈各12g，黄连3g，酒制大黄3g。10剂，每日1剂，水煎取汁400mL分2次口服。

10日后复诊，症状基本消失。另嘱其倡导健康的生活方式，包括合理膳食、均衡营养、规律睡眠、劳逸结合、适度锻炼；进行适当的心理疏导；推拿脊背，每次20～30min，每日1次。后辅以补中益气汤调理1个月而愈。

按语：慢性疲劳综合征，是以持续或反复发作的虚弱性疲劳为主要特征，无任何其他器质性疾患，经充分休息难以恢复的一组证候群。现代常认为此病是人体长期处于高度紧张劳累状态，使大脑神经系统功能失调，免疫功能异常，机体各系统、多脏器功能紊乱的疾病，且目前并无较为理想的治疗方法。此病的病机可概括为虚与郁，病位以肝、脾为主，涉及心、肾，其病因与情志失调、饮食失节、劳倦过度有关。虽然临床表现虚象多见，但因郁而发者占多数。肝属木，其应为春，春主生发，肝喜条达善疏泄，如果长期紧张，思虑过甚，劳心过度，致使情怀不畅，木郁不达，有如春木被郁，生机被遏，失去生发之性，而精神委顿、抑郁，首则犯脾，并会引发其他脏腑功能失调。此时应宣展气机，振奋阳气，使其恢复盎然生机，辅以健脾和胃，清化湿浊，宁心益肾之品，则康复可待。

方中西洋参补气清火、养胃生津，配炒苍术、炒薏苡仁达健脾之功。炒苍术燥湿健脾，砂仁化湿醒脾、行气宽中，炒薏苡仁利水渗湿、健脾止泻，防风胜湿止泻、升脾阳，炮姜温中止泻，诸药合用，达健脾和胃止泻之能。张锡纯谓麦芽“虽为脾胃之药，而实善舒肝气”，其疏肝而无温燥劫阴之弊，可久用重用，且能助胃消导。久病耗气损精，而致气衰无力，血必瘀阻，常呈气虚血瘀之候，故用黄芪益气，伍以制大黄理血化瘀，亦能补肺健脾，实卫敛汗，伍麦芽可助其生发之气而解肝郁之积。八月札疏肝理气，厚朴花宽中利气、化湿开郁，郁金行气解郁，茵陈应春气能疏肝清肝，诸药合用，共起疏肝解郁之效。少佐黄连、败酱草清热燥湿、清肠泻火。上药共奏疏肝健脾和胃益气之功。另外，还应改善患者的不良生活方式，配合心理疏导、推拿脊背，从而使脏腑功能条达，疲劳自消。

（李雪峰）

从血瘀论治慢性萎缩性胃炎

赵某，男，45岁。2011年10月20日初诊。

患者因“上腹部胀痛反复发作10个月”入院，胃镜示：轻中度慢性萎缩性胃炎伴肠上皮化生，活动性。刻下症：患者上腹部胀痛不适，进食后症状加重，口干，无嗳气呃逆，无口苦，无恶心呕吐，无烧心反酸，无心慌胸闷，无潮热盗汗。纳食不香，夜寐欠安，小便尚调，大便两日一行，质软色黄，舌质淡红、苔薄白，脉细弦。本次病程以来体重减轻约10kg。初患者入院后考虑为脾虚气滞，给予健脾理气之品，但患者上腹部胀痛不适一直未有明显缓解。后给予红花注射液活血化瘀，并在健脾理气之基础上，加用活血化瘀药物。处方：党参、陈皮、姜半夏、紫苏梗、炒枳壳、延胡索、鸡内金、炒白术各10g，炒白芍30g，炙甘草5g，莱菔子15g，焦山楂12g，焦神曲12g，桃仁10g，仙鹤草15g。3剂，水煎服。另以红花10g，鬼针草15g，仙鹤草15g，虎杖15g，浓煎泡脚，每日1次；芒硝1000g布包敷脐，每日1次。3日后患者上腹部胀痛不适明显缓解，饮食睡眠均有明显好转，遂带药出院。继续用药3个月后复查胃镜示：慢性浅表性胃炎。

按语：慢性萎缩性胃炎是消化系统常见病，以黏膜固有腺体萎缩和肠上皮化生倾向为特征，其病势缠绵难愈及癌前病变的定位是大多数患者反复就诊的原因。此病大多见于中医“胃痛”“痞满”等范畴，病位主要在脾肝胃，病机多为虚实夹杂，气血失调。早在《黄帝内经》中就提出“阳明多气多血”，多血则易伤及脉络而出现血瘀；多气则易于气郁化热，气不通则血行不畅，血热互结，煎灼血中津液，使血液黏稠而运行不畅。该病缠绵难愈，“久病入络”“久病必瘀”。国医大师徐景藩亦认为本病病初在经属气，病久在络属血，可见慢性萎缩性胃炎久病患者必定有血瘀的存在。此病胃镜下的表现为胃黏膜充血水肿，色黯或灰黯，红白相间而以白为主，黏膜变薄，粗糙不平，或呈隆起结节等，均提示本病明显存在瘀血征象。因血瘀导致局部缺血缺氧，从而促使腺体萎缩、化生、增生甚至恶变。故不一定要见舌质紫黯才用活血之药，也不一定有痛才用活血之药，舌黯是血瘀的早期外候，临证中除了注意患者舌质的变化，舌黯有紫气者、舌下静脉曲张者都可以随症加减应用活血化瘀药物，往往可以取得良好的效果。

治疗上来说，活血化瘀使血运流畅，气为血帅，血为气母，血运则气行，气畅则血通，两者相互为用，相得益彰。现代药理研究亦证实：活血化瘀药能显著改善微循环，其主要机制有以下 3 个方面：①改善微血流，使流动缓慢的血流加速；②改善微血管，解除微血管痉挛，减轻红细胞淤滞和汇集；③减低毛细血管通透性，使渗出减少。此外，活血化瘀药还能促进组织的修复与再生，促进胃壁细胞黏液分泌，增强黏膜的保护能力及抗炎等作用。

《医学入门》中提出：“盖痞皆从血中来，但伤寒从外之内，宜以苦泄，杂病从内之外，宜以辛散，人徒知气之不运，而不知养阴调血。”此患者治疗初期之所以疗效较差，是因为没有充分认识到血瘀在慢性萎缩性胃炎中的重要性及全程性。虽然患者舌脉均没有提示出明显的血瘀之象，但患者每日为腹胀所苦，仔细查体又无阳性体征，这正印证了《金匮要略》中所讲“腹不满，其人言我满，为有瘀血也”之说。给予活血化瘀药后，患者气血顺畅，胀痛自然消失。口服汤药健脾益气、活血化瘀；足浴方中鬼针草具有凉血散瘀之功，民间用鲜品可治胃气痛；敷脐方以芒硝逐瘀，其透皮吸收能力极佳，并宗“六腑以通为用”之旨。诸法并举，活血之功彰显，从而改善胃黏膜血供，萎缩可愈。

（郭尧嘉）

补阳还五汤治验三则

【病案1】慢性肾小球肾炎

卜某，男，47岁。患慢性肾小球肾炎2年余，腰痛时作，尿色黄，下肢常浮肿，查尿蛋白（+~+++）。经中西药治疗，症状时有反复，近日来自觉症状加重。刻下症：形体瘦削，神疲气短，纳谷欠罄，下肢轻度可凹性水肿，腰痛，尿黄，汗出不甚，微恶寒发热，测体温37.4℃。查尿常规：蛋白（++），红细胞0~5/HP，白细胞2~5/HP，颗粒管型（+）。舌胖色紫，苔白，脉弦滑。中医诊为水肿，乃水湿羁留，久则成瘀阻络，复伤脾肾，水湿泛溢而致。拟益气和血、疏通经脉、行瘀利水。方选补阳还五汤加味。处方：生黄芪30g，桂枝10g，赤芍10g，当归10g，桃仁10g，红花6g，川芎6g，马鞭草10g，路路通10g，泽兰12g，泽泻10g。服药7剂，症状减轻，守方续进14剂，诸恙皆消。唯腰部隐痛，尿蛋白微量。原方去马鞭草、路路通，加炒白术10g，山药15g。共进40余剂，病愈。分别于半年、1年后随访，诸症未作，尿蛋白阴性。

按语：本病属中医“水肿”范畴。因病程较长，伤及脾肾之气，久则成瘀，瘀阻水泛。《金匮要略》言“……血不利则为水”，故其治疗重在行气通络、佐祛瘀利水。用补阳还五汤加减，使久疾治愈。

【病案2】血小板减少性紫癜

李某，女，22岁。患鼻衄、齿衄1年，如不慎撞击，则皮下青紫难消。2个月前发热频作，月经来潮，量多成崩，色鲜红，周身皮下瘀斑瘀点，经某医院诊为“特发性血小板减少性紫癜”，曾住院治疗，病情稳定后出院。刻下症：鼻衄、齿衄仍作，四肢皮下有点、片状出血，色紫红，面部、周身黄染，巩膜不黄，神倦纳呆，口干欲饮，舌紫有瘀斑、苔薄黄，脉细带涩。查血小板$38 \times 10^9/L$，血压90/60mmHg。此乃气虚血瘀，脾虚而不统血，血液外溢肌肤所致。治以益气健脾、摄血活血、通络祛瘀。拟补阳还五汤加减。处方：生黄芪30g，党参20g，干地龙10g，紫珠草6g，大黄炭6g，赤芍10g，当归10g，桃仁10g，红花6g，川芎10g，知母15g，生地黄10g，茯苓10g，水牛角粉（冲服）5g。服药7剂，诸症减轻，查血小板$61 \times 10^9/L$。拟原方继进14剂，查血小板$92 \times 10^9/L$。原方去桃仁、川芎、地龙、水牛角粉，加炒白术10g，山药15g，熟地黄10g，阿胶（烊化）10g，健脾滋源，以善其后，先后共进40余剂，病情稳定。

按语：本病属中医“血证”范畴。初乃气升血旺，溢于脉络，久则气血亏损，留而成瘀，血不循经而泛溢。《血证论》曰：“载气者血也，而运血者气也，人之生也，全赖于气，血脱气不脱，虽危犹生，一线之气不绝，则血可徐生，复还其故。”故选补阳还五汤加减，意在补气为先。俟后加健脾之品以培本固元。

【病案3】冠心病、心绞痛

朱某，男，56岁。常感心前区疼痛1年余，间歇发作，以晨起、活动、饱餐后加重，经市医院诊断为冠心病、心绞痛。经西药扩冠、改善心肌供血等治疗仍时作时缓。刻下症：心前区隐痛不适，伴头昏，心悸，面唇皆紫，胸闷气短，太息稍舒，舌胖紫、苔薄白，脉弦缓。中医诊为胸痹。证属心气心阳不足、气血瘀滞。治以益气通阳、活血通痹。拟补阳还五汤加减。处方：生黄芪30g，党参15g，黄精10g，当归10g，赤芍10g，川芎10g，红花6g，丹参20g，瓜蒌皮10g，降香10g，细辛3g，生地黄10g。上药5剂，配以单硝酸异山梨酯片口服。药后心前区疼痛缓，心慌胸闷减。嘱停服西药，改为发作时舌下含服，原方加莪术10g，琥珀末（冲服）2g，继进14剂，症状大减。复查心电图：窦性心律，ST段稍低。拟生脉饮为主调理善后，病情基本稳定。

按语：本病属中医“胸痹”范畴。由于心气不足，心阳不振，使气血运行不畅，而成本虚标实之疾。方中黄芪、党参、黄精补气以运血，四物汤补血调血，丹参活血祛瘀，瓜蒌、降香、细辛温阳散寒、通痹。

（孙玲玲、时　乐）

“扶阳气”在脑卒中康复阶段的应用

脑卒中具有高病死率、高致残率的特点，患者经过及时的救治，虽然挽救了生命，但部分患者也留下了不同程度的肢残。即使经过长期正规的康复治疗，许多患者仍然留有相当多的后遗症。因此如何提高脑卒中后的生活质量、减少后遗症是我们迫切要解决的问题。笔者跟随国医大师周仲瑛学习，应用

“活化辨证”理论，认为脑卒中康复应重视“扶阳气”。

一、脑卒中急性期的主要病机

周仲瑛提出脑卒中急性期的主要病机为瘀热阻窍，在急性期脑卒中的证候多有热、瘀、痰、风等表现，素体亏虚、肝肾不足在急性期处于从属地位。脑卒中患者机体本身火、热、瘀、痰旺盛，经过急性期大量寒凉药的应用，使真阴、真阳受损明显。因此，脑卒中恢复期及后遗症期多表现为多虚多寒，病久不愈，夹瘀夹湿。机体阳气虚衰，阳不制阴，导致阳虚阴盛，变生内寒，使温煦、气化功能减退，虚寒内生或阴寒之邪弥散。临床可见面色苍白、畏寒喜暖、形寒肢冷，或筋脉拘挛、肢节冷痛等症状。“血得温则行，遇寒则凝”，故阳气虚衰，温煦失职，寒滞血脉，血脉收缩挛急，血行涩滞不畅，而见脉紧或迟缓；重者血寒致瘀，停积血脉或脏腑，可见疼痛较剧、固定不移、遇寒加重、得热减轻等症状。阳气虚衰，气化功能减退，蒸化无权，津液不能化气，水液代谢障碍，而导致水湿、痰饮等阴寒性病理产物的停积。临床可见涕唾痰涎稀薄冷清、小便清长、大便泄泻、肌肤水肿等症状。

二、阳气与脑卒中

《黄帝内经》对于阳气在脑卒中发病及康复中的作用早有记载，《素问·生气通天论》：“阳气者，大怒则形气绝而血菀于上，使人薄厥。有伤于筋，纵，其若不容。汗出偏沮，使人偏枯。”“薄厥”即脑卒中急性期中脏腑的闭证，由恼怒伤肝，气血上逆引起；“偏枯”即脑卒中恢复期或后遗症期，病久阳气不能温养筋脉，温固肌表，筋肉失濡，干枯不荣所致的半身不遂。脑卒中的恢复期多属阳虚证，阳气不足，气不帅血，经脉失养，血不得行，血脉瘀滞，治疗可予补阳还五汤益气活血，化瘀通络。寒甚者，可加制附片温阳散寒，鼓舞气血。针灸治疗也可针引阳气，起到行气活血通络的效果。

三、扶阳的意义

《素问·生气通天论》云：“阳气者，若天与日，失其所，则折寿而不彰，故天运当与日光明……”张景岳在《类经附翼·大宝论》中将阳气比作人体内的“一丸红日”。医圣张仲景在《伤寒论》中系统而全面地阐述了寒邪伤阳之后体内一系列病理变化和疾病的发生发展演变规律，强调固护阳气的重要性。扶持和保护阳气当是治疗及预防疾病的根本精神，阳气是机体生命活动的原动力，人体的阳气存之则生，失之则死。临床脑卒中患者除半身不遂偏瘫等症外，大多数患者伴有肢寒怕冷、腰酸腿软、全身或局部肢体刺痛、大便干结难解、小便失禁。这些是由于患者久病多虚多瘀，阳气亏虚，阳气虚于内，使机体脏腑功能动力减弱，精、气、血、津液化生输布失常，十二经脉运行无力。精血津液化生不足可形成人体虚衰之病理变化，气血生化运行不畅，可导致畏寒、疼痛等症。

“扶阳”的“扶”字，清代阮元解释为“助也”“护也”“治也”。“扶”有帮助、保护、调节治理之义，而“扶阳”一词本身就具有宣通、保护、温助、调理阳气，从而使人体阳气宣通、强盛。扶阳可助化湿、化瘀、通络，从根本上解决患者的伴随症状。所以，治疗原则应该是先扶其真元，同时兼顾病邪的部位。真阳元气在哪里衰败，内邪外邪就会在哪里发生，若能恢复真元，内外两邪都能灭绝。周仲瑛指出，这就是“不治邪而实际就是以此治邪，不治风而实际就是以此治风”的道理。此为治疗脑卒中的法要。正气虚而邪始生，不去扶正而去逐邪，甚至还去助邪，就是舍本逐末的表现。

笔者通过学习周仲瑛的“瘀热论”“活化辨证理论”，得出脑卒中恢复期及后遗症期的辨证当多以“阳虚不运”为中心病机。扶阳这一方法不仅符合中医理论，也符合《易经》所强调的阳主阴从的思想。没有阳就无所谓一切事物的生长壮大，温阳才能从根本上解决脑卒中患者康复期的症状。扶阳的另一核心思想是治未病，所谓“正气存内，邪不可干”，在临床治疗中，若早期使用扶阳的方法，可使人体阳气不至于受损，把握疾病的发展趋势，增强机体的康复能力。脑卒中的治疗如何降低致残率，最大限度地提高患者的生活质量，使他们重新回归社会成为患者及其家属关心的问题，康复期的治疗尤为重要。

（郭灵龙）

紫黄清解汤治疗扁平疣

组成：紫草、赤芍、苦参、白蒺藜各 10g，人中黄 20g，生薏苡仁 15g。

用法：水煎服，每日 1 剂，分 2 次服，10 剂为 1 个疗程。

病案：刘某，男，30 岁。面颊、手背、前臂见成簇扁平疣已 3 月余，近日逐渐增多，如芝麻大小，密集成片，疣色与皮肤相近，无痛痒感，触之碍手，舌质偏红、苔黄腻，脉濡滑，口微干，纳寐正常。证属风湿热浸淫皮肤，与气血搏结而成。法当清热祛湿、解毒散结。服本方 10 剂后，疣消大半，继服 5 剂，全部退清。

按语：扁平疣为乳头状病毒所引起的一种皮肤病，好发于年轻人。青年患者嗜食辛辣，素体大多血热偏重，感受风湿热之邪后，与血热相搏，蕴于脾肺，发于肌肤而见本病。此方取紫草凉血解毒；人中黄、苦参清热败毒；赤芍、白蒺藜祛风行血，二者配伍有“治风先治血，血行风自灭”之义；薏苡仁利湿泄毒。全方着眼于“热”“毒”二字，使热去则毒无所附，毒去则热势自敛，故其症自愈。此方用药苦寒，非湿热型扁平疣不宜，且中病即止，以防伤胃败胃之弊。

（谈爱民）

阳和汤配合手法治疗肩周炎

笔者在临床实践中常用阳和汤化裁配合手法治疗肩周炎，收效颇佳。

内服方药：熟地黄 20g，麻黄 3g，肉桂（后下）4g，白芥子 12g，炮姜 6g，当归 10g，黄芪 20g，甘草 5g。内寒凝滞者加细辛 4g，炙川草乌（先煎）各 5g，羌活 10g；气血瘀阻者加干地龙 9g，片姜黄 10g，苏木 10g；肝肾亏损者加鹿角胶（烊化）10g，炒杜仲 12g，补骨脂 10g。水煎服，每日 1 剂，10 天为 1 个疗程。

手法治疗：患者采取正坐位，医者一手托患肢肘关节于外展位，另一手以拇、食、中三指为主对肩部行拨筋法，重点是三角肌束及附近的冈上肌、胸大肌筋膜，3 ~ 5min。然后在肩部疼痛明显处行擦法，边擦边使肩关节向各个方向运动，3 ~ 5min。接着点按局部穴位，以阿是穴、肩髃、肩外俞为主，2 ~ 4min。最后在患者能忍受的情况下，作直臂患肩顺时针大范围的摇法，约 10 次即可。

功能锻炼：指导患者持之以恒打太极拳及做甩肩、爬墙等锻炼。

体会：肩周炎中医称为“肩凝症”，多发于 40 ~ 70 岁人群，女性多于男性，近年来发病日趋低龄化。此病遇寒常加重，受风亦发，正应《素问·痹论》中之所云：“风寒湿三气杂至，合而为痹。”可见此病发病常与“寒”“风”相关，多属阴证。阳和汤出自《外科证治全生集》，为历代治疗外科阴证的著名方剂，主治一切阴疽，犹如阳光普照、阴霾自散，故有“阳和”之名。方中重用熟地黄大补营血，为主药；鹿角胶养血助阳，强壮筋骨，肉桂、炮姜温阳散寒，黄芪、当归同用，气血双补，为臣药；麻黄开腠理以祛风寒，白芥子散寒凝而化痰滞，合用能使寒气散、气血通，为佐药；甘草调和诸药。全方补血与温阳并用，化痰与通络相伍，益精气、扶阳气、化寒凝、通经络，温阳补血以治本，化痰通络以治标，寒湿自散，肩凝向愈。配合手法点按局部穴位，起到活血止痛，松解粘连，滑利关节的作用，内外兼治，而获事半功倍之效。

（王　勇）

枸橘汤加味治疗前列腺痛

笔者在临床实践中常用枸橘汤加味治疗前列腺痛，收到一定效果。枸橘汤加味的药物组成：枸橘、川楝子、赤芍、白芍、青皮、陈皮、泽泻、虎杖、三棱、丹参、王不留行、延胡索、生甘草各10g。水煎服，每日1剂，分2次服。连服1个月。

前列腺痛当属中医学淋证中“气淋”、痛证中“阴痛”的范畴。多由肝郁气滞，涉及肾经，致肝肾两经气机不畅，络脉气血瘀阻，困扰精室所致。本病以痛命名，痛是主症，不通则痛；精室血脉瘀滞，瘀是本病最根本的病机基础，气滞血瘀贯穿本病的各个阶段。临床上大多数该病患者常伴有心情抑郁、焦虑、紧张不安等症状，与正常人相比，前列腺痛患者更喜欢主动陈述与焦虑有关的躯体不适和疼痛，这与中医学的肝郁气滞、瘀血阻滞、不通则痛的机理相类似，也为临床辨证治疗提供了有力依据。

枸橘汤出自《外科证治全生集》，其主要功效为疏肝理气，活血通络。笔者在枸橘汤方的基础上添加川楝子、延胡索、虎杖、三棱、丹参、王不留行，意在加强活血化瘀、通络止痛的功效。

（邵吉庆）

内外合治阴茎硬结症

笔者在临床中运用搜络逐痰汤配合外用消结外洗方治疗阴茎硬结症，现报道如下。

内治法：搜络逐痰汤。炙水蛭6g，炙蜈蚣2条，丹参、莪术各15g，红花、当归尾、白芥子、浙贝母、制半夏、海藻、昆布各10g。随症加减：有阳痿早泄者加仙茅、淫羊藿、锁阳、金樱子；有便溏、畏寒者加炒白术、茯苓、肉桂；有小腹会阴部胀痛，尿后余沥不尽者加益智仁、乌药、通草；硬结疼痛明显选加延胡索、失笑散。水煎服，每日1剂，分2次服，1个月为1个疗程。

外治法：消结外洗方。三棱、莪术各30g，红花、桃仁、皂角刺各20g，夏枯草、白芥子各15g。以上中药加水2000mL浸泡45min，煎沸30min后取600mL，倒入盆中，局部外洗浸泡或用药布浸汁缠渍阴茎30min，每日2次，药汁可反复加热使用。每剂用2周。

体会：阴茎硬结症是以白膜内形成纤维样斑块为特征的疾病。现代病理学检查发现阴茎硬结系海绵体白膜与阴茎筋膜之间产生的纤维性结节，但其真正的病因仍未明确，可能与阴茎微循环障碍、微血管出血或血栓形成导致血栓机化形成硬结有关。

《外科理例》中有此病的描述“一弱人茎根结核，如大豆许，劳则肿痛”。若阴器受伤，血瘀宗筋脉络不畅，聚而成结；或肝肾不足，感受寒湿，入于厥阴之络；或脾虚生痰，痰浊凝聚于宗筋，经络阻隔亦可成结。所以阴茎结块乃痰瘀互结成之。依据以上理论，笔者从搜络逐痰入手治疗该病，采取整体与局部治疗相结合的方法。内服自拟搜络逐痰汤，方中以水蛭为君药，能搜络破血逐瘀散结；配以蜈蚣、莪术、红花加强搜络化瘀之功效；丹参、当归尾活血养血化瘀散结；白芥子善祛经络及皮里膜外之痰，为祛痰之良药；制半夏、浙贝母祛湿化痰，海藻、昆布软坚化痰散结，诸药合用共司搜络逐痰之功。局部使用的消结外洗方中，三棱、莪术、桃仁、红花、皂角刺搜络散结，白芥子、夏枯草化痰散结。外用药的优势是它能直接作用于病变部位，有利于药物的渗透吸收，改善局部微循环结构，促进病灶的软化与修复。

（邵吉庆）

口味异常辨治

“口者，脾之窍也，能知五谷之味。又诸经皆会于口，病则口中之味随各经而异。”口内症状，一般实证多于虚证，热证多于寒证。又因口内津液，通于五脏，故脏气偏胜，便有不同味觉反应于口，口中味觉异常，常常是辨证的依据和参考。近代名医秦伯未在《中医临证备要》一书中对口证叙述甚详，可供临证参考应用，学习归纳如下。

口苦——胆热、心热、肝热证常见口苦。《黄帝内经》称为“胆瘅”。如说：“此人数谋虑不决，故胆虚气上溢而为之苦。”又说：“肝气热则胆泄口苦……”宜龙胆泻肝汤。方书曰“心热则口苦，或生疮”，宜凉膈散、泻心汤。总之，口苦以内热多见，偏于肝胆二经，一般不作为主证治疗，热泻则口苦自除。现今临床胆汁反流相关性疾病中多伴见口苦一症。

口甘——口内常觉味甜，饮白开水也甜，系脾经湿热，《黄帝内经》称之为“脾瘅”，并谓“治之以兰”。兰即佩兰，取其芳香清化。前人认为“盖瘅者，热也，宜泻黄散、三黄汤”治之。故经常口甘味甜，以清热化湿为主，从脾论治。

口酸——口中常有酸味，并非泛酸口苦所致。方书云：“肝热则口酸，肝乘脾亦口酸，宜小柴胡汤加龙胆草、青皮，甚者当归龙荟丸。”

口咸——秦伯未曰：“肾热则口咸，宜滋肾丸。”口中总有咸味，饮白水也咸，常属肾中虚火，当滋阴清热，引火归原。现多选用六味地黄丸，或酌加知母、黄柏、肉桂等品。

口辣——口中有辛辣味，或舌上有麻辣感，皆属肺热。古人云：“肺热则口辛，宜甘桔汤、泻白散。甚而喉腥者，宜加减泻白散。”故以桑白皮、桔梗、地骨皮、黄芩、麦冬、五味子、知母、甘草等清泄肺热。

口淡——口淡无味，纳谷不馨。外感引起的，以祛邪为主；内伤多有脾胃虚弱或病后运化不健的，以调运中焦、健脾和胃为治。一般不作为主证，若胃虚夹有湿浊，恶心泛泛，可于主方中加入芳香和中之品。

（时　乐）

《伤寒论》治疗失眠之管见

失眠即不寐，古又称“不得眠”“不得卧”“目不瞑”“少寐”“卧不安”，是由于心神失养或不安引起经常不能获得正常睡眠为特征的一类病证，主要表现为睡眠时间、深度的不足，以及不能消除疲劳，恢复体力与精力。轻则入睡困难或寐而不酣，时寐时醒，或醒后不能再寐，重则彻夜不寐。医圣张仲景在《伤寒论》中也多次提出对失眠的独特见解及治疗方法。

一、热扰胸膈之失眠

《伤寒论》中仲景多次提到因汗不如法或汗之太过或反汗吐下误治后引起的以“心烦不得卧”为主的热扰胸膈证。如 76 条“发汗吐下后，虚烦不得眠”是发汗太过，又因素体阳旺，外邪入里化热，热邪上扰，心神不安，故虚烦不得眠。79 条“伤寒下后，心烦腹满，卧起不安”是伤寒下后，热扰胸膈，胃肠空虚，热邪乘机壅滞使然。221 条“阳明病……若加温针，必怵惕，烦躁不得眠”描述的是阳明经腑同病，不属表证，而误汗后徒伤津液致热邪更盛，热扰心神，可见烦躁、心神不安、谵语，若误用温针，是以火济热，犯实实之戒，从而损动阴气，土水皆因火侮，故出现“怵惕，烦躁不得眠”。上三条治法均以“栀子豉（厚朴）汤主之”，以清宣胸膈郁热，邪去则卧自安。正如成无己在《注解伤寒论》中云：“《黄帝内经》曰：‘其高者，因而越之。’与栀子豉汤以吐胸中之邪。”《医宗金鉴》也提到“其烦而不满者有二：一热邪入胸之虚烦，以竹叶石膏汤清之；一懊侬欲吐之烦，以栀子豉汤吐之。今既满且烦，满则不能坐，烦而不能卧，故卧起不安也……故宜栀子、枳、朴涌其热气，则胸腹和、烦自去、满自消矣，此亦吐中寓和之意也”。

二、脾胃失和之失眠

足阳明经脉上通于心，若脾胃失和则心神失养，见夜寐不宁。故《黄帝内经》曰“胃不和则卧不安”。《伤寒论》71 条“太阳病，发汗后，大汗出，胃中干，烦躁不得眠”是因为汗出过多，损耗津液，胃液不足则燥热之气上扰心神，出现“烦躁不得眠”，只需恢复胃津，使胃气调和，则不寐自除，故仲景言“欲得饮水者，少少与饮之，令胃气和则愈”。正如汪苓友在《伤寒论辨证广注》中说：“汗大出而津液亡，内水耗竭，欲得外水以自救也。治宜少少与之，但令胃得水而不干，斯气润而和，其病则愈。”《伤寒论》158 条：“伤寒中风，医反下之，其人下利日数十行，谷不化，腹中雷鸣，心下痞硬而满，干呕，心烦不得安。”因医误用下法，损伤中气，外邪乘虚内陷，致寒热之邪结于心下，气机痞塞，升降逆乱，是谓“清阳不升，浊阴不降”，故胃中虚气上逆，则干呕、心烦不得安。仲景以甘草泻心汤调中补虚，和胃消痞，胃和则卧自安。陈修园评之：“以甘草泻心汤主之，比交上下者，调其中之法也。”

三、心阳亡失之失眠

太阳表证，若误用火法取汗，可致心阳虚损，以致不能温煦心神，神气浮越于外。正如《医宗金鉴》云：“火劫之误，热气从心，大脱津液，神明失倚。”故出现《伤寒论》112 条“亡阳，必惊狂，卧起不安”，证属心阳虚损，痰饮上乘。仲景用“桂枝去芍药加蜀漆牡蛎龙骨救逆汤主之”来扶心阳、安神气、去痰邪，“桂枝、甘草以解表，龙骨牡蛎以固中，不治烦躁，则烦躁自愈矣”。《伤寒论浅注》：“火逆之证，颇类胃家病象，医者误认为里实证而误下，下之不愈。因复烧针，是下既夺其里阴，烧针复追其虚阳，阴阳两虚，乘离而烦躁者，以桂枝甘草龙骨牡蛎汤主之。”

四、肾阳亏虚之失眠

《黄帝内经》有“卫气昼日行于阳，夜半行于阴，阴者主夜，夜者卧……阳气尽阴气盛则目瞑，阴气尽而阳气盛则寤矣”。《伤寒论》61 条“下之后，复发汗昼日烦躁不得眠，夜而安静”，是误治后阳气大伤，阴寒内盛，虚阳外扰，心神不安，故生烦躁。正如钱天来在《伤寒溯源集》中说：“盖昼者，阳也；夜者，阴也；烦虽属阳，而躁则阴盛迫阳之所致也。夫卫与营阴和协则能安卧，阳虚而烦，阴盛则躁故不得眠也。下后复汗阳气大虚，阳虚则阴盛，昼日则阳气用事，且卫气行于阳二十五度之时，阳气虽虚尚能与阴争，故昼日烦躁不得眠。”本证以阳虚烦躁为主，因病情发展迅速常为虚脱之先兆，故需急救回阳，免生他变。仲景选用“干姜附子汤主之”以温经复阳，阴阳调和则不寐将治。

五、阴虚有热之失眠

《伤寒论》303 条“少阴病，得之二三日以上，心中烦不得卧”是谓真阴已虚，邪火复炽，肾水亏于下，心火亢于上，心肾不交，水火不济故“心中烦不得卧”。如刘渡舟所言“病在少阴，又经过二三天，出现了心烦，不得卧之证，是少阴阴虚，邪从热化，阴虚而肾水不能上济于心，心火无水以制则上亢，故心中烦不得卧”。程扶生也说“心烦不得寐者，是阳明之热内扰少阴，故不得寐也”。仲景治以滋阴清火，以“黄连阿胶汤主之”。《医宗金鉴》云：“治以扶阴泻阳之方，变而为滋阴和阳之剂，则少阴之火，各归其部，心中烦不得卧可除矣。经曰：阴平阳秘，精神乃治。”《伤寒论》319 条“少阴病，下利六七日，咳而呕渴，心烦不得眠”是少阴阴虚有热，虚热上扰，故见“心烦不得眠”，猪苓汤主之。此证与《伤寒论》303 条看似相似，但 303 条阴虚有热而心肾不交，不兼水气，且邪热与阴虚均较重，此证以水气下利为主，热势较轻，阴虚亦不严重。若阴虚较甚，猪苓汤渗利之剂则有伤阴之弊，故除见心烦不得眠外，更兼咳而呕渴、小便不利等。另外 303 条黄连阿胶汤证还需与栀子豉汤证的热扰胸膈之失眠相鉴别。黄连阿胶汤证为阴虚阳亢有热，当有咽干口燥，而无热扰胸膈，其舌应红绛，苔黄而乏津，治宜滋阴清热而交通心肾；栀子豉汤证其肾水不虚，而见症尚有反复颠倒、心中懊憹、胸中窒、心中结痛等，舌苔多见黄白，治宜宣郁热而除烦。

六、判断预后

《伤寒论》300 条为少阴病阴阳离决的死候。“脉微沉细，但欲卧”正与“少阴之为病，脉微细，但欲寐”合，乃少阴阳虚阴盛之证。“阴不得有汗”，“汗出”显是阳气外亡，“不烦”则是已虚之阳无力与阴邪抗争，更见阴寒之邪上逆之“自欲吐”。此时一线残阳，已达欲绝阶段，但投姜附回阳之剂尚恐不及，况失此不治，而因循至五六日，以致阳气愈虚，阴寒愈盛，且出现“自利、复烦躁不得卧寐”等症，病情继续恶化。阴盛而阳脱于下则下利，阳气极虚不能入阴，则烦躁不得卧寐。前欲吐，今且利；前不烦，今烦且躁；前欲卧，今不得卧。阳虚已脱，阴盛转加，阴盛阳脱，正不胜邪，阴阳离决，故断为死候。正如喻嘉言在《尚论篇》中云：“脉微沉细，但欲卧，少阴之本证也。

汗出不烦，则阳证悉罢，而当顾虑其阴矣，乃于中兼带欲吐一证，欲吐明系阴邪上逆。正当急温之时，失此不图，至五六日，自利有加，复烦躁不得卧寐。非外邪至此转增，至少阴肾中真阳扰乱，顷刻奔散，即温之亦无及，故主死证也。”同样《伤寒论》344 条“伤寒发热，下利厥逆，躁不得卧者，死”，此“发热、下利、厥逆、躁不卧”四症并见，为阴盛格阳，阳亡神散之候已具，故曰死。厥阴虚寒出现发热，如属阳气来复下利当自止，手足当转温；今虽发热而厥利依然，更增躁不得卧，可见此发热非阳气来复，而是虚阳欲脱，阴盛格阳，所以为死候。

失眠一证，仲景根据不同的临床症状进行辨证论治，投以不同的方药，而其所创方药在现代临床上仍屡屡或效。正如《黄帝内经》所云：“气有高下、病有远近、证有中外、治有轻重，适其所以为治，依而行之，所谓良矣。”

（时　乐、金殿春）

《伤寒论》用茯苓概要

茯苓，始载《神农本草经》，味甘，性平，归心、脾、肺经，具有渗利水湿、补益脾胃、和中止呕、宁心益智、降冲逆之气、养阴生津等作用。《伤寒论》中运用茯苓之方剂条文多达 20 条，兹简要归纳如下。

渗湿利水。第 71 条云：“太阳病，发汗后，大汗出，胃中干，烦躁不得眠，欲得饮水者，少少与饮之，令胃气和则愈；若脉浮，小便不利，微热消渴者，五苓散主之。”太阳表证不解，循经入腑，影响膀胱气化功能，水道失调，邪水互结于下，以致小便不利，“烦渴”，乃至“渴欲饮水，水入则吐”。诸证皆由邪水互结，不得下行所致，治以五苓散，温阳化气，利水渗湿。茯苓有渗利水湿之功，直达下焦，与泽泻相须为用，导水下行；桂枝温阳化气，化气又可助其行水。诸如水气内停，小便不利者，亦加茯苓以利之。

温阳化气行水。第 73 条云：“伤寒、汗出而渴者，五苓散主之；不渴者，茯苓甘草汤主之。”汗出是表证未解，口渴源于水停下焦，气化不利，津液不得四布；不渴是由于水停胃脘，胃阳不足。治当通阳化气，温胃行水，方用茯苓甘草汤，方中茯苓配桂枝温阳化气行气，使水饮能有去路。

健脾利湿。第 28 条云：“服桂枝汤，或下之，仍头项强痛，翕翕发热，无汗，心下满微痛，小便不利者，桂枝去桂加茯苓白术汤主之。”此乃表证未解，水饮内停。方中茯苓配白术健脾补中，脾气健运，转输功能恢复，水湿自然可去，里水得利，表亦可解。

宁心安神。第11条云：“伤寒八九日，下之，胸满烦惊，小便不利，谵语，一身尽重，不可转侧者，柴胡加龙骨牡蛎汤主之。”方中以小柴胡加桂枝使内陷之邪从外而达，加大黄以清热和胃。少阳之邪得解，胃热可清，已断其致病之源，龙牡配茯苓重镇安神以宁心，既可行三焦停留之水，使小便自利，又可使烦惊、谵语等症自愈。

益阴生津。第69条云“发汗，若下之，病人不解，烦躁者，茯苓四逆汤主之。”汗下后阴阳两虚，故既用干姜、附子扶其阳，复用人参、茯苓益其阴，加甘草调和诸药而补益中气。世人多知茯苓有导水下行之力，而益阴之功却常常忽视。《名医别录》中云“茯苓长阴，益气力，保神守中”。茯苓配人参，阴阳双补。正如成无已注曰：“四逆汤以补阳，加茯苓人参以益阴。”

（时　乐、金殿春）

仲景用酒概要

酒在我国的酿造历史已有4000多年，古代用稻米做原料，以稻草煎熬，使之成为祛病强身的滋补剂，即“汤液”。又在“汤液”的基础上，酿造为酒。《素问·汤液醪醴论》中云：“黄帝问：为五谷汤液及醪醴奈何？岐伯对曰：必以稻米炊之以薪……自古至人之作汤液醪醴者，以为备尔。”醪是醇酒，醴为甜酒，可见酒早已应用于医药方面，并被誉为“百药之长”。酒的品种繁多，因原料、酿造、加工、贮藏等条件的不同而各异，但可概括为两大类。蒸馏酒（烧酒类）和非蒸馏酒（米酒、果酒类）。烧酒是元代发明的，古代用酒是米酒，其味辛甘，色如琥珀，在《伤寒杂病论》汇总称之为清酒。

在《伤寒论》和《金匮要略》中涉及用酒的方剂共有21方，其中《伤寒论》中6方，即炙甘草汤、当归四逆加吴茱萸生姜汤、大承气汤、小承气汤、调味承气汤、抵当汤；《金匮要略》中15方，即鳖甲煎丸、侯氏黑散、防己地黄汤、天雄散、薯蓣丸、肾气丸、大黄䗪虫丸、栝蒌薤白白酒汤、九痛丸、赤丸、胶艾汤、当归乌药散、白术散、土瓜根散、红兰花酒。其中注明用量者7

方，即鳖甲煎丸、防己地黄汤、栝蒌薤白白酒汤、胶艾汤、红兰花酒、炙甘草汤、当归四逆加吴茱萸生姜汤。仲景用酒的方法可归纳如下五种。

（1）酒水合煎法。是用一定用量的酒和水混合后煎煮药物。用这种方法煎药有炙甘草汤、胶艾汤、栝瓜蒌薤白白酒汤、当归四逆加吴茱萸生姜汤。其中栝蒌薤白白酒汤中的白酒，虽是方中药物组成部分之一，但形式上是酒水合煎法。

（2）酒送服法。是用酒送服丸剂或散剂。书中标明用该法的有10方，即天雄散、薯蓣丸、肾气丸、九痛丸、赤丸、侯氏黑散、大黄䗪虫丸、土瓜根散、当归乌药散、白术散，上述方剂均未说明酒的用量，临床上可根据个人对酒的耐受情况酌量使用。

（3）酒浸药法。是将药物用酒浸泡，然后绞汁取用。此法仅有防己地黄汤1方。

（4）酒煎药法。即用酒煎煮药物，该种用法的有单方红兰花酒和复方鳖甲煎丸中的鳖甲一味药。

（5）酒洗药法。是用酒来洗方中某一药物。三承气汤和抵当汤中的大黄是用此法。

酒作为药用是多方面的，仲景在不同方剂中有不同的应用目的，每方中或采取一能，或取其多用。

（1）祛风散寒。如当归四逆加吴茱萸生姜汤为治疗素体血虚，内有久寒之方，其中当归、乌药养血，大枣、甘草健脾，桂枝、细辛、吴茱萸、生姜温经散寒，以酒与水合煎之，更增散寒之功。用酒以助祛风散寒的方子还有防己地黄汤、侯氏黑散、赤丸、九痛丸等。

（2）活血化瘀。大黄䗪虫丸、土瓜根散、当归乌药散、红兰花酒、鳖甲煎丸等，这种主治由于瘀血所致的经血不调或癥瘕积聚的各方，以及治疗膀胱蓄血的抵当汤，虽然酒的用法不同，但共同目的是活血化瘀，并助诸药发挥药效。

（3）温阳。陶弘景曾对酒有“大寒凝海，唯酒不冰，明其热性，独冠群物。药家多须以行其势”的论述。《医林纂要》则说酒能“助肾兴阳”，治疗男子失精腰膝冷痛的天雄散和治疗妇人妊娠虚寒腹痛的白术散都是用酒来温阳的。

（4）通经。治疗胸痹的栝蒌薤白白酒汤和治疗心动悸、脉结代的炙甘草汤中，用酒可使脉道通利，配合诸药，达到治疗目的。

（5）行药势，纠药势之偏。对三承气汤中酒洗大黄《汤液本草》有一段论述“大黄……有将军之名，入手、足阳明，以酒引之，上至高巅，以舟楫载之，可行至高之分。若物在巅，人迹不至，必射以取之也。故太阳阳明，正阳阳明承气汤中，俱用酒浸”。这是对仲景在承气汤中用酒行药势做的透彻解释。对于薯蓣丸、肾气丸、胶艾汤这类方剂，由于有较多养阴呆腻之品，服后易致壅满，仲景又用酒来通药性之滞以纠偏。

（时　乐、金殿春）

第五部分　外治验方

此部分为运用中医药外治法治疗疾病的验方、经验总结。

马铃薯片治疗静脉炎

抗肿瘤药物通常具有较强的静脉刺激性，长期使用会引起局部红肿热痛，使静脉增粗、变硬，形成静脉炎。马铃薯具有清热解毒、利湿止痒、收敛止痛之功效，善治此类静脉炎。

方法：将新鲜马铃薯洗净，切成薄片，在穿刺部位沿静脉走向贴敷，外加一层保鲜膜覆盖固定，薯片干燥后即行更换，连用 3 天或直到静脉炎治愈为止。此法无毒副作用，患者可自行在家中操作，简便易行，疗效确切。

（李忠军、时　乐）

呃逆外治法

深呼吸。进食时不慎发生呃逆，可以暂停进食，做几次深呼吸，往往在短时间内可以止住。

穴位按压。呃逆频繁时，可自己或请旁人用手指压迫两侧的少商穴。少商穴位于大拇指甲根部桡侧面，距指甲缘约 0.6mm，赤白肉际交界处。压迫时要用一定的力量，使患者有明显酸痛感。患者自行压迫可两手交替进行。

耳穴疗法。选穴耳中、贲门、食道、胃、十二指肠、神门。耳郭用 75% 的酒精消毒后，将胶布剪成 8mm × 8mm 见方，将王不留行放于胶布上，对准所选耳穴，贴压在敏感点上，并采取轻重适宜的手法进行揉压，使患者产生酸、麻、胀、痛、热等感觉，每日按压 3 ~ 5 次。如 1 次贴压未愈或需巩固治疗者，3 日后同法在对侧耳穴贴压。

中药足浴。处方：黄芪 40g，党参 20g，生白术 20g，干姜 15g，炮附子 15g，沙参 15g，麦冬 15g，桂枝 20g，陈皮 20g，艾叶 20g，益智仁 10g，旋覆花 15g，代赭石 15g，红花 40g，丹参 15g。用法：水煎足浴，2 次/日，每次 30min，水温适宜，谨防烫伤。

抚摸耳垂。婴儿打嗝时，可将婴儿抱起，用指尖在婴儿的嘴边或耳垂处轻微抚摸，一般至婴儿发出笑声，打嗝即可停止。

（郭灵龙）

生南星治疗小儿疖肿

组成：生南星9～15g。

用法：研细末，用时加食醋调如糊状，涂敷患处，每日1～2次。

功用：散肿消痈。

主治：小儿疖肿。

方解：该方中生南星味辛而苦，性温有毒。《本草从新》谓其能“治风散血，攻积拔肿”，常用外治痈毒疥癣，毒蛇、毒虫咬伤。《疡医大全》中“铁箍散”用本品治诸般肿毒。

案例：刘某，男，1.5岁。暑令汗出较多，未及时清洗，暑毒、汗污伤于肌肤，以致头、颈、胸部出现大小不等疖肿10余个，其中较大者有5个已松软化脓，但尚未破溃，红肿疼痛，手不可近，哭闹欠安，延请名老中医孙浩诊治。予生星散15g，研粉，分10次用食醋调如糊状，局部消毒后，涂敷于疖肿之上，1日2次，连涂5日，大者即逐步萎缩，直至破头出脓而愈，余均消散。

（时　乐、高　军、吴祝平）

龙骨治疗头皮血肿

龙骨性平，味涩，善治外伤出血，内服外用有收敛消肿止血之功。其作用有三。

（1）止血。龙骨质黏涩，能修复损伤的毛细血管使之不再继续出血。

（2）活血祛瘀。龙骨能祛离经之血瘀，并有祛瘀生新之效。

（3）镇痛：龙骨有潜阳镇心作用，可治外伤性头昏头痛。

外用时用量应视病情轻重而定，如血肿范围大，包块张力高，可用龙骨60g；血肿范围大，但张力不高者用龙骨30g；血肿范围较小者用20g即可。内服可用龙骨加牡蛎汤化裁：生龙骨（先煎）60g，生牡蛎（先煎）30g，当归10g，川芎10g，赤芍10g，荷叶10g，升麻5g。水煎服。

（陆善忠、王　勇）

荔枝草外敷治疗疖痈

荔枝草，俗称蛤蟆草，为唇形科植物。仪征地区民间早有流传用此草治疗“搭背”（痈）。

方法：取鲜荔枝草根或幼草全草捣烂，加百草霜和鸡蛋清适量调匀，外敷疖或痈患处，如患处中心已见脓头或破溃，则敷药中心需留一小孔，以便脓液流出。每日更换敷药 1 次。用药 3 ~5 日肿胀可消退而痊愈。

病例：陈某，女，23 岁。背部右上侧发痈肿 5 天，肿胀范围约 7cm ×7cm，触之坚硬，局部红肿热痛，中心可见四五个白色脓点，全身不适，每日下午恶寒并伴有低热。经用荔枝草根捣烂，加百草霜、鸡蛋清调敷于痈肿脓头四周红肿处，敷后疼痛明显减轻，夜间寒热即除。次日痈肿脓头处流白色稀脓液，周边红肿大部消退，后连续外敷 4 天，肿胀全部消退，中心破溃处外贴小膏药完全治愈。

（林　峰）

承气散治疗小儿积滞

方名：承气散。

组成：芒硝 6g，厚朴 5g，枳实 5g，生大黄 6g。

用法：上为 1 次量，共研为末。摊于 10cm ×10cm 的 3 层纱布上，敷于患儿脐部，外以纱布绷带裹腹，上用热水袋（温度适中）温熨敷药部位 15 ~20min，俟肛门排气排便后去之，拭净皮肤即可。

功用：宽中导滞。

主治：小儿积滞诸症。

病案：李某，男，2 岁。体型偏胖，平素嗜食。因中秋时节贪吃月饼、菱角之类食品，伤于脾胃，运化不良，以致湿温发热，干呕心烦，饮入即吐，腹胀拒按，大便未排，舌苔黄厚，脉滑数。证属食积中焦，腑气不通。治以通降腑气、旋运中州。料药入必吐，拟大承气汤方为散外敷，以代内治。敷上散后约3h许即频闻矢气，5h后排出大便甚多，旋即胀消、呕止，抚之已汗出津津，热退身凉矣。停药，嘱家长需节制患儿饮食，以防复发。

按语：孙浩老中医认为，小儿食积便秘，与伤寒阳明腑实证的病因有别，但病机相同，总以通腑泄热为法，故化裁仲景大承气汤之药为散剂外敷脐部。现今小儿多娇生惯养，食多过饱，故积滞（伤食、伤乳、消化不良等）一证多见。患者虽症状多端，常见便秘、溢奶、呕吐、嗳气、腹胀等，但均与腑气不通相关。“胃以通降为和”，故在治疗上通腑导滞为第一要务。现代医家常使用芒硝（或玄明粉）外敷治疗急慢性胰腺炎腹痛或腑气不通等诸多症状，研究表明芒硝经皮吸收后有显著增加胃肠蠕动的功能。小儿服药较为困难，孙浩运用该散进行脐疗，避免了口服药在儿科应用的不便之处，方便快捷，配合热敷或红外线照射脐部，可促进药物的透皮吸收，用药直达脾胃肠腑，快速发挥功效，效如桴鼓。孙老常引《理瀹骈文》“中焦之病，以药切粗末炒香，布包缚脐上为第一捷法”，是为之法。

（时　乐）

中药煎汤外洗治疗婴儿湿疹

婴儿湿疹，中医名“奶癣”。多发生于婴儿出生后1~6个月，疹从两颊开始，逐渐蔓延至额部、顶部，初起为细碎红疹，夹有丘疹、水疱，后融合成片，糜烂、瘙痒，渗出黄水，干燥后结成黄色痂皮。患儿常表现烦躁不安，头面倚靠实处摩擦止痒。中医认为本病源于内有胎热，外受风湿，内外合而为患。如《外科正宗》谓“儿在胎中，母食五辛，父餐炙煿，遗热与儿”，即《医宗金鉴·外科心法》谓“胎中血热”。

孙浩老中医认为此病治当祛风除湿、清热解毒。处方：地肤子15g，白鲜皮15g，刺蒺藜15g，蝉蜕10g，苦参20g，地榆15g，野菊花10g，生薏苡仁20g，车前草10g。每剂加水1000mL，煎成500mL，放置稍温，清洗患处，亦可湿敷。1日2次，每次15~20min，5天为1个疗程。如皮损范围较大，肢体皆有，可加大药物剂量和水用量，洗浴全身。

方中地肤子、白鲜皮、刺蒺藜、蝉蜕祛风止痒；苦参、地榆、野菊花清热解毒；生薏苡仁、车前草利湿泄热。孙浩治疗本病先外治其疹，后内调其体，是治疗本病的关键。侯疹消退后，有必要从根本上改善患儿体质，以免复发。在哺乳期，患儿母亲须忌食辛辣、鱼虾、海鲜等“发物”，以去除“过敏”之源。

（时　乐）

中医外治法治疗小儿夏季发热

小儿夏季发热，常见病因有呼吸道感染、肠道感染和小儿夏季热。因小儿服药困难，可以用外治法治疗，且外治方用药少、价格低、使用方便、无毒副作用，疗效不亚于内服药。现将孙浩老中医的几种外治方药和用法介绍如下。

沐浴法。藿香、香薷、竹叶、大青叶各 30g，豆卷 30g，薄荷、浮萍各 15g。煎 10min 左右，共煎汁 2000～2500mL，滤去药渣，倾入盆中，待水温降至 40～45℃时，置患儿于水中，半仰卧，频频用手带水在患儿腋下、胸、背、手足心等处抚摩，10～15min 后，将患儿抱起，擦干身体，隔 3h 后再如法 1 次，3 次为 1 个疗程。本法适用于 6 个月～2 周岁小儿。

灌肠法。生石膏（先煎 50min）50g，连翘 15g，荆芥 10g，赤芍 10g，芦根 10g，后 4 味药煎 25min，共煎成药液 200mL，瓶贮备用。用时按 3mL/kg 作保留灌肠。可使用开塞露空塑料瓶吸入药液，将瓶颈插入肛管内，挤压瓶身即可。保留时间约 1h，每天可进行 3 次。

敷脐法。藿香、香薷、板蓝根、砂仁各 2g，薄荷 1g，炒苍术 3g，共研细末，每次用 1g。将药末倒入患儿肚脐中心，上覆纱布一块，用普通胶布或纱布绷带固定，每隔 3～4h 换药 1 次。此法适用于发热并有腹泻的患儿。

滴鼻法。喜炎平注射液或柴胡注射液，打破安剖，用 2mL 注射器吸入药液，将药液逐滴滴入双侧鼻腔，2～6 个月患儿各滴 2 滴，7～12 个月患儿各滴 3 滴，1～3 岁患儿各滴 4 滴，4～6 岁患儿各滴 5 滴，每日 3 次。此法适用于高热不退者。

需要说明的是，不同的方法用于不同的证型和表现，医生当区别谨慎使用。

（时　乐、高　军、吴祝平）

中医外治法治疗小儿脾虚泄泻

一、脾气虚之泄泻

患儿多形体瘦弱，面色欠华，泻下稀便，其色淡黄，夹杂未消化之食物，腹软不痛，肠鸣辘辘，纳少，舌淡，苔白腻，指纹淡暗，脉细弱。大便检验脓细胞、白细胞、隐血试验均阴性，可见脂肪球或未消化食物。此缘患儿素本脾虚或因病后失调，喂养不当，伤及脾气，乃致生化无权，水湿内生而发为泄泻。法当健脾燥湿以止泻。

（1）暖脐止泻法。药用炒苍术 12g，陈皮 6g，砂仁 10g，木香 6g，干姜 6g。共研细末，每用 3 ~5g，纱布小口袋盛贮，覆于肚脐，外以纱布绷带固定，每隔 4 ~6h 换药 1 次，如上法，药末用完为止，此寓补于运之法也。

（2）灸穴止泻法。取足三里（双）、天枢（双）、大巨（双），用艾条 1 根点燃在其穴位上灸之，每穴每次灸 3 ~5min 或以灸处皮肤发红为度，每日 2 ~3 次。执灸者需用两手指置于穴位两旁，以测温度，随时调整艾条与灸治部位的距离，以免灼伤小儿皮肤。脾喜燥宜运，两法均有燥湿运脾之用，湿去脾运，其泻自止。

二、脾阳虚之泄泻

此由脾气虚久泻而来，较上证为重。症见形瘦神疲，面白无华，手足欠温，虽重衣而无热感，大便清稀，日行数次，纳少，舌淡苔白，脉细弱。治当温阳化水，使脾旺自能渗湿。

（1）浸足止泻法。药用生附子 15g，生姜 15g，花椒 5g，小茴香 5g，艾叶 10g，此为 1 剂量，共煎水 500 ~800mL（取汁留渣），俟水温降至适度时，置患儿双足于水中浸泡，并带水按摩足心 10 ~15min（水温下降时，可适当加入热水），浸后勿用清水再洗，擦干双足即可。药渣加水再煎一次，同上法。此方可配 3 ~5 剂，连续使用。

（2）裹腹止泻法。药用肉桂 20g，生附子 30g，生姜 50g（洗净切片），吴茱萸 20g，花椒 15g，此为 1 剂量，加水约 1500mL，入红棉布带（宽约 8cm，长约 160cm）1 条同煮，煎沸后约 15min，将布条捞起晾干，裹于患儿腹部，24h 后将布带放开，再入原药水中煎煮，撩起晾干裹腹。本方可配 3～5 剂，同上法，连续使用数天。以上二法，均为温阳止泻法，脾阳虚证多兼有命火不足，故方中加入温肾之品，更有助于鼓舞脾阳。双足为足三阴三阳经脉之所系，浸足可温暖脾肾；腹背为任督二经之所在，裹腹可使腹背受药，亦有温养脾肾之义也。

（吴祝平、高　军、时　乐）

滴虫性阴道炎外用方

组成：蛇床子汤加减。蛇床子 15g，苦参 15g，龙胆草 15g，蜀羊泉 15g，黄柏 12g，枯矾 6g。

用法：上药加水 1500mL，用火煎熬约至 1200mL，再用纱布过滤，放在干净的盆内，先以蒸气熏蒸会阴部，再以药液坐浴熏洗阴道，每日 1～2 次，7 天为 1 个疗程，每剂药可用 2 次。

案例：潘某，女，36 岁。患者平素白带发黄，阴道口常有瘙痒感，经白带常规检查发现滴虫，诊断为滴虫性阴道炎。张恩树主任用蛇床子汤加减治疗，患者经熏洗 2 个疗程后，黄色白带消失，阴道口处无不适感。治疗后 3 个月内，每次经期后复查滴虫，均为阴性。

（郭灵龙）

治疗飞虫入耳经验

经验一：掩鼻及另一侧耳、闭目，耳朵朝着光亮处，可用手电筒往耳道中照明，鼓气，虫即能出。

经验二：胡椒粉 10g，醋 100mL，调匀，滴入耳内，虫即出。

经验三：稻草烧成灰后取炭，煎成汁灌入耳内，虫即死排出。

经验四：取芝麻油数滴滴入耳中，让患耳外耳道竖直向下，使小虫随油流出。

（时　乐、潘晓星）

治疗牙痛验方

验方一：麻黄 12g，桂枝 12g，川芎 12g，石膏 30g，生大黄（后下）10g，白芷 9g，龙胆草 10g。煎成 300mL，一半内服，一半漱口。

验方二：熟地黄 150g，生地黄 90g，甘草 15g。每日 1 剂，水煎服。

验方三：生石膏 18g，细辛 3g。共研细末，分为 4 份，每日 2 次，每次服 1 份，连服 2 日。

验方四：玄参 30g，红糖 15g。每日 1 剂，水煎分 2 次服。

验方五：玄参 3g，细辛 3g，升麻 3g。每日 1 剂，水煎分 2 次服。

验方六：马鞭草加食盐少许捣烂置痛牙处。

（潘晓星、时　乐）

地龙验方

治疗哮喘。干地龙，炒黄研细粉，用白糖水冲服，每次 6g，每日 2 次，儿童用量酌减。忌食辛辣之品。

治疗血尿。鲜地龙（即活蚯蚓）40 条洗去泥土，置于清水中，加 3 ~ 5mL 植物油，让其吐出腹内泥土，置于干净容器中，放入白糖 150g，待其融化成水。另取大蓟 150g，加水煮沸 5min，趁滚沸倒入蚯蚓水中即成生地龙汤。每次服用 300 ~ 400mL，每日 3 次，宜空腹趁热服。

治疗关节炎。鲜地龙 10 条，放在清水中，待泥土吐尽，置入碗中，加入白糖少许，浸出溶液，取出蚯蚓阴干，研细粉，适量黄酒冲服，每日 1 次。

治疗烧烫伤。鲜地龙数条，吐尽腹内泥土后，置入净瓶中，加入白糖放置 10h，以溶液涂患处，每日 3 ~ 4 次。涂抹后能迅速止痛，I 度烫伤 3 天左右愈合；浅 II 度烫伤 7 天左右愈合，可有少量色素沉着。

治疗痄腮。鲜地龙 10 条捣烂，加适量红糖后敷于患处，包扎固定，每日 1 次。

治疗中耳炎。冰片 10g，用纯净水溶化，将鲜地龙 5 条放入溶化的冰片水中过滤备用，滴耳，每日4～5次。

（时　乐、潘晓星）

蒲公英验方

治疗烫伤。鲜蒲公英根洗净，捣烂取汁，置于瓶内约2h，待凝结成糊状备用，使用时将药汁涂于患处，会有清凉感，疼痛立即缓解，每日换药2次，一般使用2天，适用于开水烫伤的红肿期或水疱期。

治疗黄水疮。鲜蒲公英捣烂取汁，外涂患处，再将药渣敷于双足心涌泉穴，纱布包扎固定，每日换药数次，连续使用2～3天。

治疗扁平疣。鲜蒲公英洗净后捣烂，以白色乳汁擦洗疣部，每日3次，每次10min，一般2～5天疣目即脱落。若无鲜品，可用干蒲公英45g加水500mL煎25min，不去药渣，浸洗患处30min，每日2次。

治疗乳腺炎。鲜蒲公英100g，捣烂取汁1小杯，每日服1～2次，并以药渣外敷患处，连用2～3日。

治疗腮腺炎。鲜蒲公英适量，捣烂，外敷患处，每日2次，一般5～7天可愈。若无鲜品，以干品研粉，蜂蜜调拌，外敷患处亦可。

（时　乐、潘晓星）

夏天热水泡脚益处多

冬季热水泡脚已经成为寻常百姓家推崇的一种养生方法，能够暖身体、补中气。其实在炎炎夏日，通过热水泡脚能祛除湿气，同样也能达到养生的效果。

通畅经络。人体很多重要经脉都起源于足部，一直往上走，通遍全身。中医养生讲究顺应自然，春夏养阳、秋冬养阴。夏天天气闷热，常常会让人感到疲劳困乏，特别是上班族，工作压力非常大，睡前可适当用温热水泡脚，让经络通畅，调节人体机能，既方便简单，也能消除疲劳，缓解压力，还能改善睡眠。

祛湿排毒。在夏天，天气一热，人们就很喜欢选择吃些生冷的食物，或者经常待在空调房中，这样会导致湿邪入侵身体。这时可选择中药泡脚来排除体内湿邪，从而达到祛湿保健的功效。取藿香10g，紫苏梗10g，薏苡仁12g，茯苓10g，法半夏6g，白术10g，猪苓10g，花椒10g，甘草6g，用水先泡半小时，然后大火煮开，再改成小火煮15min，连中药一起倒入泡脚水中，保持水温在45℃左右。泡脚盆最好深一点，水多一点，没过脚踝最好。脚盆里的水凉了及时续水以保持水温，浸泡时间以身上微微出汗为止。

（郭灵龙）

第六部分　食疗养生

此部分为中药代茶饮和食疗药膳。

阳春三月，食笋正当时

农历二三月间，春回大地，在一场“润物细无声”的春雨后，春笋纷纷破土而出，此时正是尝鲜的好时节。

春笋洁白如玉，肉质丰嫩，清香爽口，味鲜美且纯正，营养丰富，素有“尝鲜无不道春笋”一说。以春笋作为主料的菜肴花样百出，品种繁多，在长江流域更是春季餐桌上必不可少的佳肴，如苏州的“腌笃鲜”、镇江的“春笋烧鲥鱼”、杭州的“南肉春笋”、徽州的“问政山笋”等，无不令人称绝。下面介绍几则笋肴，用料简单，不妨一试。

春笋炒香菇。春笋200g，香菇30g。春笋切片焯水，香菇去蒂切成菱形洗净，将笋用食用油煸炒后，加入香菇，放入酱油、盐、糖、胡椒等作料，翻炒数下即成。此款素肴清香爽口，赏心悦目。

春笋红烧肉。五花肉250g切块或厚片，春笋200g切小滚刀块。将五花肉先用油煸炒一下，再放入笋共同翻炒，然后加入酱油、黄酒、葱、姜、糖，大火炖煮开后，小火慢慢收汁即可。此款可看作是家常型“东坡肉”，荤素搭配合理。

春笋狮子头。将笋切成滚刀块，放入砂锅中，加适量作料，然后用做好的狮子头铺在笋块的上面，用文火焖约30min，狮子头的原汁则渗入笋里。可以根据个人喜好选择是否添加酱油，做成“红汤”或“白汤”。

春笋烩三鲜。将笋切成薄片，配以适量的黑木耳、香菇和青菜心，放在鸡汤或肉汤中，用小火炖20min左右，加入调料即可。此款颇适合做成家庭火锅，可以随意加入鱼丸、肉丸、肉皮、蛋饺等配菜。淮扬菜“全家福”即是烩三鲜的“高配版”吧！

（时　乐）

夏日自制清凉饮，清暑解渴两相宜

炎夏暑气袭人，受之易得暑病，中医学认为“暑为阳邪”，应用清凉剂解之。现如今冰箱普及，世人多喜大量饮用冰镇饮料、冰镇水果等冰冷之品。殊不知，过食寒凉，不仅不能解暑，反而容易导致胃肠道不适等症状。这里介绍几个清热解暑的家庭饮料，均可自制。

冬瓜饮。冬瓜250g，不去皮，留瓤、籽，洗净，切碎，加水500mL，煎煮10～15min，只饮其水。《随息居饮食谱》谓冬瓜“清热，养胃，生津，消暑湿”，其富含钙、铁、多糖、胡萝卜素等多种营养成分。用冬瓜、海带等做成汤亦是夏季餐桌上常见的汤菜。

绿豆汤。绿豆50g，淘洗干净，加水适量，文火煮烂，加入白糖少许，吃豆饮汤。《本草汇言》云绿豆“清暑热，解烦热，燥热，解毒热”，其性凉，含蛋白质、糖类、铁、烟酸等。

茶盐饮。绿茶少许，食盐少许，开水冲泡。绿茶性凉，适宜夏季饮用，《随息居饮食谱》谓其“清热，渗湿”。

菊花饮。白菊花（杭菊花、滁菊花皆可）10g，开水泡服，可加入少许冰糖，口感更佳。《本草纲目》认为菊花“益肝补阴，降火除热”，其富含多种氨基酸、黄酮等，能杀灭多种细菌和病毒。

荷叶饮。鲜荷叶1张（干品亦可，量酌减），洗净，切碎，加水适量煎至沸腾即可，去渣饮汤，功能清热解暑，止渴生津（《本草再新》）。

金银花饮。鲜金银花30g（干品15g），加水500mL，煎煮10～15min，饮时去渣。《常用中草药手册》云其“清热解毒，可制成凉茶饮用，预防中暑、感冒及肠道传染病”。

丝瓜饮。丝瓜1条，不去皮，洗净，切碎，加水适量，煮沸约10min，去渣饮用。其性凉，含皂苷、多聚糖、蛋白质、维生素等，生津止渴，解暑除烦（《陆川本草》）。丝瓜蛋汤、丝瓜豆腐汤等均是夏季餐桌常食佳肴。

以上诸饮，可根据情况选用，亦非天天必食，但饮用时需注意宜稍温为佳，不可冰镇后再饮，饮后头身汗出，便觉神清气爽，暑气随汗而解。

（时　乐、金殿春）

夏日吃瓜乐逍遥

民谚云："春吃芽，夏吃瓜，秋吃果，冬吃根。"夏日里人们脾胃功能减退，应少吃肥腻辛辣食品。瓜类多能清热化湿，又清淡可口，是适合夏季降温防暑的好食物。瓜类含水量较高，富含矿物质和维生素，能有效补充夏日流失的大量水分，帮助人们度过湿热难熬的日子。下面介绍一些常吃的夏日瓜类。

冬瓜。性甘平，有润肺生津、清胃热、除烦止渴、解毒排脓、通利小便、消除水肿之功效，其富含丙醇二酸，能防止人体内脂肪堆积，具有降脂减肥的功效。冬瓜肉煮汤，无论搭配荤菜（猪肉、鸡肉、鸭肉）或素菜（海带、紫菜）均可为餐桌佳肴；冬瓜子有清热排脓利湿的功效；冬瓜皮是常用中药，可利水消肿，治疗肾脏病等。

黄瓜。清热利水，有利于排泄胃肠内积滞，对降低胆固醇有益。既可做菜炒食，又可当水果生吃，其含糖量极低，糖尿病患者食之亦无妨。

瓠瓜。仪征地区多称之为瓠子，有清热利水、止渴除烦、通利大肠、润泽肌肤的功效，适宜各种水肿、夏季烦热口渴等。瓠子不可生吃，必须煮熟食用。需要注意的是，苦瓠子不可食用，因其含有一种碱糖苷毒素，即使加热也不易被破坏，食用会引起食物中毒。

西瓜。瓜果之首，有消暑、解渴、利尿之作用，清代王士雄称其为"天生白虎汤"。瓜瓤味甘甜，人多喜食；西瓜外皮，晒干后泡水喝，清暑利尿降糖；肉外青皮，又名西瓜翠衣，为清凉解暑第一佳品，以食盐稍稍腌渍，炒盘小菜，实为夏日清凉小菜。但西瓜性寒，一次不可吃得过多。

苦瓜。具有清热祛暑明目、利尿凉血、解劳清心之功效，苦瓜中含有多种维生素、矿物质，可清脂、减肥、加速排毒。研究表明苦瓜还有降血糖、抗病毒、防癌之功。食用之前先焯水去除过重的苦味，可凉拌，可炒肉。苦瓜性寒凉，虚寒者不宜过多食用。

丝瓜。为甘凉之品，可清热化痰、凉血解毒、解暑除烦、通经活络。"嫩者为肴，宜荤宜素；老者入药，能补能通。"丝瓜汤可清热解毒、消除烦热；丝瓜鲢鱼汤有温补气血、生乳通乳之功效；丝瓜榨汁有美白肌肤、淡化色斑的作用，爱美女士多爱食之。

（时　乐、金殿春）

金秋百合正宜人

百合为百合科植物百合鳞茎的鳞叶，花期在六七月，多在八九月采收，主产于湖南、浙江、四川、江苏、安徽等地。本品含多种生物碱、淀粉、蛋白质、脂肪、维生素、胡萝卜素等。百合为药食同源的佳品，具有润肺止咳、宁心安神、美容养颜、防癌抗癌等作用。

百合成熟于金秋季节，按照中医学“天人相应”的观点，“金”行属肺，秋气应于肺，而本品功在养阴润肺，是治疗肺系疾病的要药，常用于治疗肺结核、支气管扩张、慢性支气管炎等阴虚证。本品亦入心经，具有养心安神的作用，患有神经官能症、更年期综合征者每天吃点百合，亦大有裨益。下面介绍几则秋季百合食疗方。

百合汤。百合50g，去掉外层黑瓣和枯尖，洗净，加水适量，煮熟，加入白糖少许食之。

百合莲子汤。净百合30g，莲子10～15粒。先将莲子煮烂，再入百合同煮，加冰糖少许食之。此汤有润肺、养神、美容、助眠之功。

百合粥。粳米或糯米50g，淘洗后煮15～20min，再加入净百合30g同煮，粥成后加冰糖食用。该粥可养阴、润肺、益胃，慢性支气管炎患者食之尤佳。

炒百合。净百合50g，精肉片50g，同入油锅中武火炒熟，加入食盐、味精等少许，可当菜肴食用。

百合蛋花汤。净百合50g，加水煮熟，再将鸡蛋2个搅匀，倒入锅中，用汤勺搅动即成蛋花，加入食盐、味精、芝麻油等调料即成汤菜。如鸡蛋去除蛋清，即是百合鸡子黄汤，可作为更年期综合征的食疗方。

（时　乐、金殿春）

五则食疗方，助君安睡眠

甘麦大枣汤。淮小麦60g，大枣15枚，甘草30g。加水400mL，煎成100mL，临睡前服用。此方即甘麦大枣汤，特别适合更年期妇女兼见失眠、多汗、体虚者。

莲子百合汤。莲子 30g，百合 15g。共煮成汤，加入冰糖少许，临睡前服。此方适用于虚热烦躁失眠者。

柏子仁汤。柏子仁 15g，粳米 100g。先将柏子仁去皮捣烂，同粳米煮粥，待粥熟时兑入蜂蜜，稍煮 1～2 沸即可。每日服 2 次，7 日为 1 个疗程。此方适用于失眠健忘、便秘的老年患者。

酸枣仁汤。酸枣仁 60g，粳米 200g。将枣仁加水煎煮，取汁去渣，再加入粳米熬粥，每次适量服用。

阿胶红枣汤。大枣 500g，加水煮烂，再加冰糖 100g，阿胶 150g（适量黄酒烊化），慢火煨成膏方备用。早晚各服 1～2 匙。此方适用于气血亏虚失眠多梦者，亦是妇女滋补佳品。

（时　乐、金殿春）

决明降脂减肥茶

组成：炒决明子 10g，生山楂 15g，橘红 10g，红花 3g。此为 1 日量。

用法：上 4 味置于有盖保温茶杯内，开水浸泡，加盖焖透代茶饮，可加数次开水。

此方为江苏省仪征市中医院孙浩老中医所创制。决明子为豆科植物决明的成熟种子，入肝，清肝泄浊；山楂为蔷薇科植物山楂的果实，入脾胃，“化饮食，消肉积”；橘红为芸香科植物多种橘类的果皮，入肺，化痰解浊；红花为菊科植物红花的筒状花，入心肝，化脂行浊。本方有消脂化浊、降脂减肥的作用，适用于高脂血症、脂肪肝及肥胖者。可连续饮用 1～2 个月，并戒饮啤酒，控制肥甘饮食，始有效果。初次饮用，可能有轻度腹泻，无须处理，3～5 天即止。

（吴祝平）

降压代茶饮六方

随着人们生活水平的提高，高血压病、高血脂、高血糖等代谢性疾病越来越多，除了饮食控制，运动锻炼和服用药物外，我们身边也常见一些“药食两用”的佳品，用来当作代茶饮，可以辅助降压治疗，口感也不错哟！大家不妨一试。

玉米须茶。玉米须有很好的降压、利尿作用，干、鲜品均可，每次用鲜品30g（干品酌减），开水冲泡代茶饮，每日2次。

荷叶茶。荷叶有降血脂、降血压的作用，对减肥亦有帮助，取鲜荷叶100g（干品30～40g）煎汤代茶饮，为1日量。

菊花茶。用白菊花3g，泡茶饮，每日3次。或白菊花、金银花、麦冬、甘草各3g，水煎代茶饮，降压、降脂效果更佳。

槐花茶。将槐树的花蕾晒干后，每次10g，开水冲泡代茶饮，有降压和保护血管的作用。

莲心茶。莲子心味苦，有清热、安神、降压的功效，适用于高血压病引起的心中烦热、胃热口苦等。可用莲子心3g，开水泡服代茶饮。

山楂茶。生山楂有助消化、降血脂、降血压等作用，每次用两枚，或生山楂干数片，开水冲泡代茶饮。

（时　乐、金殿春）

肾炎食疗验方

生食鲜西瓜。新鲜成熟西瓜1个，每次食适量。适用于急性肾炎浮肿者，慢性肾炎脾虚便溏者不宜。

白茅根代茶饮。白茅根30～60g，煎水代茶饮。适用于急性肾炎浮肿尿少兼高血压者，慢性肾炎脾肾虚寒者不宜。

白菜薏米汤。白菜500g，薏苡仁30g，共煮汤，不放盐或低盐，饮汤食菜。适用于急性肾炎浮肿尿少者，慢性肾炎脾肾虚寒者不宜。

玉米须葫芦茶煎剂。玉米须30～60g，葫芦茶30g，煎水代茶饮。适用于急性肾炎浮肿尿少兼有高血压者，慢性肾炎脾肾虚寒不宜。

冬瓜赤小豆汤。连皮冬瓜500g，赤小豆3g，共煮汤，不放盐或低盐，饮汤食冬瓜。适用于急性肾炎浮肿尿少者，慢性肾炎脾肾虚寒者宜少用。

黄芪山药龟板煲。黄芪30g，山药30g，炙龟板30g。先将炙龟板煎1～2h，然后放入黄芪、山药同煎，去渣饮汤。适用于慢性肾炎脾肾不足及有尿蛋白者，急性肾炎不宜。

大蒜焗鲫鱼。鲫鱼 1 条，蒜头 1 个，将鲫鱼剖腹去肠脏，然后装入蒜头，外裹旧纸，放入谷糠内烧熟，吃鱼肉及蒜头，每次 1 条，可连用数次。适用于慢性肾炎脾肾虚寒者，急性肾炎及外感发热者不宜。

党参芡实猪肾煲。党参 20g，芡实 20g，猪肾 1 个。先将猪肾剖开，用少许食盐或白酒搓洗，去其尿味，然后共煮汤食用，不放盐或低盐。适用于慢性肾炎恢复期者，慢性肾炎肾功能不全，尿少者不宜。

（时　乐、金殿春）

第七部分　文化科普

此部分为中医药科普知识和中医药故事等。

梅雨来袭湿邪重，衣食住行需注意

每年的六月中旬至七月中上旬，长江中下游地区便进入“梅雨”季节。由于此时正是江南杨梅的成熟期，故称为“梅雨”。梅雨季气温偏高，气压偏低，常常连绵阴雨，空气湿度往往在80%～90%，衣物等容易发霉，因而有时亦把“梅雨”称为“霉雨”。天空连日阴沉，降水连绵不断，有时还有局部强降雨，民谚云：“雨打黄梅头，四十五日无日头”。梅雨季湿邪趁机作祟，侵入人体，人们常出现精神不振、食欲不佳、口中甜腻、手脚发胀、头晕发昏、大便溏薄等症状，这些都是湿重的表现。如何从衣食住行几个方面来化解梅雨所带来的湿气呢？江苏省仪征市中医院脾胃病科张恩树主任医师来给您点小建议。

衣。梅雨季节，温度忽高忽低，出了太阳，倍感闷热，有时还会出现“太阳雨”，空气湿度大，即所谓的“桑拿天”；不出太阳，多日阴雨，甚至大暴雨，阳光寡照，便显阴冷，甚至有冷飕飕的感觉，民间又有“吃了端午粽，还要冻三冻”之说。所以穿衣需常备一件长袖衬衫或者薄外套，以根据阴晴风雨随意加减，年老体弱者更需注意。在室外活动时，如果淋了雨，或者蹚了水，回家后要赶紧换掉湿衣服，擦干身子，必要时可以喝一碗姜汤以祛寒湿。此外，梅雨季节，换洗衣服由于缺少晾晒，往往有点湿漉漉的感觉，所以要趁短暂的日光及时晾晒，必要时可用空调的除湿模式，适当吹干衣物，尽量不要将湿衣着身。

食。湿气主要伤及人体脾胃，影响运化功能，部分人会出现“疰夏”的症状。此时应以清淡、祛暑、清热食物为主，不宜过食生冷、油腻之品，中医认为湿为阴邪，如果吃太多冷饮或寒凉之物，或过度使用空调，让体内寒湿潴留，导致“外湿”和“内湿”合邪，极易出现腹泻、腹痛、消化不良等病证。此时可多吃应时蔬菜瓜果，如黄瓜、冬瓜、丝瓜、绿豆、红豆、薏苡仁、苋菜、黑鱼、西瓜、哈密瓜等，但切记不可过量食用，尽量避免吃冰镇水果或冰镇饮料。食疗可选用薏米红豆粥、薏米莲子粥、绿豆汤、金银花露、鲫鱼冬瓜汤等。如吹空调过久，出现恶心、纳差、头身困重等“空调病”之症状，可服藿香正气水等中成药散寒祛湿温里。

住。由于空气湿度过大，家中被褥、凉席、衣物甚至墙壁等多易滋生霉菌。部分低洼地区，有时发生洪涝灾害，家中进水，更易发生大片霉变。如果人生活在霉乎乎的环境中，湿气怎能不上身？在阴雨天时，要注意关闭门窗，等天晴后及时打开门窗通风，让室内空气流通，以祛除湿气。凉席每隔数天，以开水擦拭，最好放到室外适当吹吹风，否则霉变的凉席或被子上会滋生更多的螨虫，引发过敏、瘙痒。现在家庭中多使用空调，但夏天首次使用之前一定要记住清洗过滤网。室内湿度大，建议使用除湿模式，一可快速降温，二可降低湿度。

行。这个季节，外出常常遇到“东边日出西边雨”，所以出门时最好常备雨具，以防淋雨。出游时勿在阴冷潮湿之地久留。有时白天晚间均湿气困人，夜间不易入睡，此时要合理安排作息时间，注意加强体育锻炼，以振奋体内阳气达到祛湿之目的。以慢跑或快走为宜，不宜运动过度。出汗后适当补充水分和盐分，温开水或淡盐水为佳。运动后，冲个热水澡，毛孔开张，体内湿邪和毒素一并清洗，岂不爽哉？开车出行时，城市内低速行驶过程尽量不要使用空调，将车窗打开1/3，使车内空气流通，亦是祛除车内湿气的好方法；开启空调时，先不要关闭车窗，使用外循环模式，让车内外空气流通起来，这样可将压缩机里的霉菌吹掉，过一会儿再关闭车窗。

（时　乐）

“橘子黄”并非黄疸

秋天到了，橘子丰收，望着黄澄澄的蜜橘，小明吃了一个又一个，每天都吃到10个以上，连续吃了20天后，小明妈妈突然发现小明面部发黄，手掌和足底均黄染，以为小明得了肝炎，赶紧将孩子带到医院检查。经过仔细询问病史，查体和肝功能检查，医生确认小明并非“黄疸”，更不是肝炎，而是俗称为“橘子黄”的一类假性黄疸症。

“橘子黄”实际上是由高胡萝卜素血症引起的假性黄疸，这是因为橘子中含有丰富的胡萝卜素。正常情况下，胡萝卜素在小肠黏膜和肝脏中转化为维生素A，血清中仅含微量。当大量、长期进食橘子，胡萝卜素不能全部转化为维生素A时，血液中胡萝卜素的含量逐渐升高，超过正常值2倍后，黄色的胡萝卜素便沉积在皮肤和皮下组织内，使皮肤呈橘黄色。由于胡萝卜素对脂肪的亲和性强，因而以皮脂腺丰富的面部及角质层厚的手掌、足底黄染明显，而巩膜通常不黄，这是与血清胆红素升高引起的真性黄疸的主要区别之处。

因大量食用橘子引起的“橘子黄”，除黄染外，血清胆红素和肝功能无明显改变，而且可以自然消退，可在停止食用或减少进食橘子后的 2 ~4 周内消退，无须药物治疗。

（时 乐）

文人咏柳，入药亦佳

柳枝，在和煦的春风中翩翩起舞。细叶青翠欲滴，不仅为春天增艳添色，而且带来了生机勃勃的青春气息。古往今来，多少文人墨客吟诗作对，留下许多佳句。

东晋的陶渊明，借柳言志，自称“五柳先生”。唐代贺知章的《咏柳》诗曰：“碧玉妆成一树高，万条垂下绿丝绦。不知细叶谁裁出，二月春风似剪刀。”全诗虽无柳字，但却将柳的形象跃然纸上。白居易传世吟柳佳句除了：“一树春风千万枝，嫩于金色软于丝。”还有：“依依袅袅复青青，勾引春光无限情，白雪花繁空扑地，绿丝条弱不胜春。”诗人将春柳的形象描绘得惟妙惟肖。宋代大诗人苏轼岂甘落后，在《密州五绝》中写下了“梨花淡白柳色青，柳絮飞时花满城”的名句，人们每每读此两句诗，便会感到春意盎然，回味无穷。唐宋八大家之一的柳宗元被贬任柳州刺史时，不仅带领人民大量种柳树，还题诗：“柳州柳刺史，种柳柳江边。”南宋诗人杨万里的吟柳诗句更是耐人寻味：“柳条百尺拂银塘，且莫深青只浅黄。未必柳条能蘸水，水中柳影引他长。”隋炀帝虽是暴君，因他植柳有功，白居易赞曰：“大业年中炀天子，种柳成行夹流水，西自黄河东至淮，绿影一千三百里。”清末左宗棠戍边屯垦，大军遍植柳树，绿化荒漠，防止水土流失，在中国环保史上成为佳话，故有诗赞曰：“新栽杨柳三千里，迎来春风度玉关。”毛泽东主席也非常喜爱柳树，他以“春风杨柳万千条，六亿神州尽舜尧”的诗句，展现了全国人民奋发向上的风采。

柳树有较高的药用价值。柳树中含有单宁、柳酸、柳苦素、杨糖苷等药用成分。柳枝有祛风利尿、消肿止痛、止带、解毒利湿等功效；柳树根有利水通淋、祛风除湿、退黄、止痛解毒等功效；柳树皮可祛风利湿、消肿止痛、解毒通淋；柳树叶有退黄、降压、清热发表、透疹解毒、利尿止痛的作用；柳花能祛风退黄、止血化瘀、利湿调经；柳芽可代茶饮，清香爽口，沁人心脾，营养丰富。柳树一身都是宝。

（时　乐）

元宵佳节，中药灯谜猜起来

织女的孩儿——天仙子
匿藏和尚——密陀僧
自我戒备——防己
家喻户晓——贯众
天女散花——降香
红岩——山丹
千里驹——马宝
故乡——熟地黄
不生二胎——杜仲
蜀币——川贝
病入膏肓——没药
一斗——百合
把青春献给祖国——远志
司机——车前子
非同凡响——神曲

（时　乐）

徐长卿药名的由来

中药名字以人名命名的并不多见，徐长卿是其中一味。相传有一次唐太宗李世民外出打猎时不小心被毒蛇咬伤，御医们束手无策，只得对外张榜招贤，寻找民间高手为皇上解除病痛。一位名叫徐长卿的医生揭了皇榜。为皇上诊病之后，徐长卿将三两蛇痢草用水煎汁后，每天分 2 次让李世民服下，其余的药汁则外洗伤口。只用了3天时间，李世民身上的所有症状便消失不见，病体痊愈了。

李世民非常高兴，重赏了徐长卿，并问徐长卿到底用了什么灵丹妙药。谁知徐长卿听到皇上的提问后却慌忙跪下，答不出话。原来李世民被毒蛇咬伤后曾经下旨吩咐，无论谁说了带“蛇”字的话都要治罪。而徐长卿给李世民服用的中药偏偏叫作“蛇痢草”，他又怎么敢冒着死罪告诉皇上药名呢？

站在一旁的魏征知道其中的原委，急中生智站出来为徐长卿解围：“先生，这种药是不是还没有名字呢？”徐长卿也是个聪明人，对魏征的用意心领神会，马上回答：“启禀皇上，这草药的确还没有名字，请皇上赐名。”

李世民听罢稍想了一下，随后脱口而出：“就叫‘徐长卿’吧。是你用这草药治好了朕的病，用这个名字，以后人们很容易就能想起它来。”皇上的话可谓金口玉言，说一不二，这样一传十，十传百，这种叫“徐长卿”的草药就变得人尽皆知，这个药名也一直沿用到今天。

徐长卿是一味内服、外用均可的中药，具有解毒止痛、利水、消肿、活血的功效，临床广泛用于治疗各种疼痛、风湿性疾病、过敏性疾病、虫蛇咬伤等。《本草纲目》中记载其：“久服可强悍轻身。”《神农本草经》更是将它列为上品，说它可以治疗蛊毒、疫疾、邪恶气、温疟等病。现代药理学的研究证实，中药徐长卿对于防治动脉硬化和血栓的形成，加速人体新陈代谢及增强免疫力也有一定作用，因此徐长卿亦被认为是养生佳药。

（郭尧嘉）

海上丝路乳香飘

乳香为橄榄科植物乳香树树皮渗出的树脂，主产于埃塞俄比亚、索马里及南阿拉伯半岛等地。在西方，乳香是最重要的一种熏烧类香药，气息典雅而烟气明显，也很适合营造神圣的气氛。古埃及、古巴比伦、古罗马的神庙在各种宗教活动中常要熏烧大量的乳香。著名的希腊历史学家希罗多德在他的传世名作《历史》中曾提到乳香：“举国上下到处飘荡、散发着绝妙的甜香”。古罗马历史学家普利尼则将乳香描绘为“洁白耀眼，采集于黎明，颗粒浑圆，状似珍珠”。乳香还有许多别名，“沙漠的珍珠”“基督的眼泪”“白色黄金”等。

乳香在西方是具有宗教意义的精油，在《圣经·新约全书》中门徒玛丽亚以乳香和没药香膏献给耶稣基督，并为他擦洗身体和双脚。因此，乳香和没药象征了耶稣基督死亡复活，拥有再生和复苏的功能。古人相信乳香的烟雾会把他们的祈祷带入天堂，因此不管举行什么宗教仪式，都少不了焚乳香。

乳香很早就已传入中国，早在 3 世纪《南州异物志》中已有乳香的记载，谓之“状如桃胶”，是大秦国（古罗马帝国的近东地区）海边沙中香树的树胶。唐宋时期，特别是宋代以后，上层社会盛行熏香，每年从海外进口的香料为数甚巨。据史料记载，1077 年，仅广州一地，所收乳香便达 174 吨。当时的阿曼佐尔法地区被中国人称为“香岸”，大量的乳香等香料从佐尔法运到广州、泉州，阿曼商人回国时，满载中国的丝绸、瓷器、樟脑和麝香，因而这条“海上丝绸之路”又被称为“海上香料之路”。

乳香具有活血行气止痛、消肿生肌的作用，善治跌打损伤、疮疡痈肿，如伤科七厘散、仙方活命饮、醒消丸中都有乳香。本品辛散通泄，既入血分，又走气分，《珍珠囊》谓其能“定诸经之痛”，在活络效灵丹、蠲痹汤等方药中亦可见乳香之身影。本品走窜之力甚强，脾胃虚弱者慎用，孕妇忌用。

（时　乐）

“方法”趣闻

在如今的生活中，大家广泛使用“方法”一词。但可能大家不知道，“方法”一词与中医诊病还有一段故事。

传说我国古代有一位皇帝患上了噎膈病（类似现在的食管癌），进食即吐，生命危在旦夕。宫廷御医费尽心思也无回天之术，江湖郎中屡进偏方草药也无济于事，因为皇帝不能进食，汤药亦无法入胃。

突然有一天，一名太监向皇帝禀报，说有位隐居深山的和尚善治噎膈病，不妨请来一试。皇上抱着一丝希望，派人请来和尚。那位和尚来到皇帝的病榻前，经过一番望、闻、问、切，拟出一方，让太监速去取药。可太监拿到药方后，不由一愣，自言自语道：“什么高明医术？这不和之前医生所开方药一模一样吗？”太监的话引起了和尚的注意，他不由拿过前医所开药方一看，药味、药量均与他分毫不差。但前医的药方没有用法，只是沿用传统的水煎口服，而皇帝现如今是滴水不进，何况药液乎？于是，和尚还是让太监去取药回来，他亲自把药熬好，并浓缩到只剩下两匙勺。和尚吩咐皇帝不能用饮用的方法服药，必须拿小勺把药盛到嘴里，用舌头慢慢舔尽，如此反复直至把药液舔完为止，皇上依此法照办。当皇上把药汁舔完时，渐渐精神有了好转，连服数剂药之后，病果然大有起色。

皇帝要重赏这位高明的和尚，他不解地问："用同样的药物，为什么前医无效，而你却能让朕起死回生呢?"和尚解释说："医者，既要有方，又要有法。前医之方虽对症，但用法不对。皇上饮水都吐，那按常规煎煮的汤药给皇上喝，药根本没法入胃，自然不能发挥作用；而我让皇上舔取药汁，靠的是在口腔里的舌把药引入五脏六腑从而发挥药效，此乃据症选法。"皇帝听后，恍然大悟说道："方法，方法，方与法结合也。"从此，便产生了"方法"一词。

（时　乐）

第八部分　杏林故事

此部分为医院的人物故事、回忆录等。

孙浩：我的从医经历

余从事中医儿科专业到2018年已经70年了，长于治疗小儿肺系疾病和脾胃病，并善于运用外治法治疗儿科疾病，如自拟“二子散”贴治汗症，“芦荟粉”外治出血，“藤黄酊”外涂治疗局部急性炎症，“祛暑散热汤”浴治小儿夏季热等，均收到了较好的疗效；在国家级、省级各种医药报刊上发表论文130余篇，著有《孙谨臣儿科集验录》《医学存心录》二书。

余6~15岁学习文化，16岁随父学医，为仪征儿科“臣”字门第五代传人，21岁行医，32岁调入县人民医院工作，57岁组建中医院，坚持以诊务为主，66岁退休，退休后义诊至今。余从医70年的经历，大致分四个阶段。

学文化，练背诵，打好基础学中医

中医学是我国传统文化的重要组成部分，吸收了先秦时期的哲学、天文、地理及诸子百家学说中的精华，特别是接受儒家学说中“五常”之首的“仁”作为中医学的核心思想。“儒医”“仁术”之称，源本于此。要学习中医，必先要学好传统文化。余6岁“开蒙”，即背诵《三字经》《千字文》《百家姓》；随后又熟读《增广贤文》，“四书”（《大学》《中庸》《论语》《孟子》）；至15岁时，已陆续读完《幼学琼林》《古文观止》《诗经》、唐诗、宋词等书，并锻炼了自己的背诵能力，为学习中医奠定了基础。

耐炎暑，抗严寒，抓紧接班学中医

余16岁时，先父已年届花甲，必须抓紧时间接班。按照先父的安排，先读金·张元素《珍珠囊药性赋》和明·李中梓《医宗必读·本草征要》，同时参阅《神农本草经》《本草备要》《本草从新》《本草求真》《本草纲目拾遗》等书，以丰富药物知识。后读清·汪昂《汤头歌诀》、孙位金《医方诗要》、《王叔和难经脉诀规正》，其书皆属歌赋体裁，易于背诵。余在读完药性、汤头、脉诀之后，即随父临证、抄方，再读《黄帝内经》《伤寒论》《金匮要略》《温病条辨》四书。这类书非歌赋体裁，不易背诵，余采取“机械识记”和“意义识记”相结合的办法，耐炎暑、抗严寒，夜以继日反复默记、背诵，读完了这四部书。接着读儿科专著《小儿药证直诀》《幼科发挥》《医宗金鉴·幼科心法》《痧痘集解》《痘疹玉髓金镜录》等书。此类书自宋以来，集儿科临床经验之大成，具有实际的指导意义和实用价值，必须重点阅读，切实掌握。此外《小儿卫生总微论方》《活幼新书》《幼科类萃》《婴童百问》《万氏秘传片玉心书》《幼幼集成》及《千金要方》《千金翼方》《证治准绳》《温病条辨》中有关少小婴孺部分，则作为必要的参考读物。

1959 年和 1965 年，余应调去南京中医学院第二期师资班、第五期进修班学习，重温中药、方剂及四部经典，在江育仁等老师们的辅导、解析下，使我对中医基础理论有了较深入的理解。

明理论，重实践，紧贴临床学中医

中医有谓："熟读王叔和，不如临证多。"中医师承的方法除读书外，主要是临证。临证时重在学习先父望诊及辨证的经验。如患儿的面部形色，指纹的部位、色泽、形态，以及舌象、脉象的种种表现，各主何种病证及其治法。旧时天痘、水痘常在桑梓流行，麻疹、奶麻、风疹、丹痧等症亦多见到，必须一一辨识清楚。余学医 5 年，亦临证五年，尽得先父真传，并受到先父医德医风的熏陶，以重德轻利为立业之本。余 21 岁离家易地行医，即能较熟练地诊治儿科疾病，后以德技之名享誉乡里。20 世纪 50 年代末余进入仪征县人民医院中医科工作，当时科内有三位名老中医，诊涉内、外、妇、儿诸科疾病，唯儿科患者较少。余闲时为三老叫号、抄方，从中学习他们的经验，班后抓两头、带中间（即早晚、中午）阅读《外台秘要》《普济本事方》《医学心悟》《医学衷中参西录》《柳选四家医案》《临证指南医案》《时病论》《广温疫论》《审视瑶函》《外科正宗》等书，以填空补缺，约年余即能处理各科常见病，逐步拓宽了门诊业务。

学西法，两手抓，借助科研学中医

20 世纪 60 年代中期，余进入医院领导班子，分管中西医结合，搞科研。80 年代中期调出人民医院组建中医院，从而有较大的空间和条件发挥中医药特色。在人民医院工作期间和西医合作，以妇产科、外科、传染科为基地，有选择地运用中医中药治疗急腹症和传染病。如在妇产科运用张锡纯"活络效灵丹”治疗异位妊娠22例，获得成功（载《江苏省中西医结合文选》）；外科运用《金匮要略》“大黄牡丹皮汤”治疗肠梗阻150多例，免除了患者手术治疗；运用自拟“宽中导滞汤”革除腹部手术“两管一禁”，使患者术后早期恢复肠功能（载《中华医学杂志》1977年第4期）；在传染科运用自拟“乙脑Ⅰ号、Ⅱ号方”分别治疗热重型与湿重型流行性乙型脑炎138例，治愈和有效率达98.2%（载《新医学》1973年第8期）；对急性细菌性痢疾初期，采取“通因通用”的方法，用“木香槟榔丸”导滞通腑，一泻而愈，从而得到了西医的支持与认同。1978年在江苏省科学大会上，仪征县人民医院被评为中西医结合先进单位，受到表彰。

余1986年组建中医院，有一支纯中医队伍，在诊治方法和饮片炮制上坚持传统做法，鼓励青年中医攻读中医典籍，奖励撰写论文，正规书写病历，开设儿科门诊，总结新老经验，发掘古方古法，研制出多种方药在临床推广运用。如藤黄一药，因其有大毒，临床已很少应用。《本草纲目拾遗》载其外用可治一切无名肿毒，余多方采购用其制成“藤黄酊”广泛外涂治疗各种局部急性炎症，几无一不效。后又用于外科腹部手术切口缝合处，防止感染，亦甚有效。此酊在《中华医学杂志》上公开后，各地医院纷纷采用，屡见报道。芦荟一药，本为清热、凉肝、泻下、杀虫药，多作内服（《医宗金鉴》芦荟肥儿丸，《丹溪心法》当归龙荟丸），极少外用。《本草纲目》谓其“似黑糖”，因思糖性胶黏，可护创止血，乃试用本品研粉撒敷或溶解滴入，以治外伤、鼻炎、肛裂、痔疮出血及原发性血小板减少症之鼻衄、齿衄等，竟能立即止血。小儿多汗，表虚不固，极易外感，余用五倍子、五味子二药等份为散（名二子散），加水调敷脐窝，取二药酸收之性以收肺敛汗，表固则“虚邪贼风”无从而入。苍术为“湿家要药”，善治水肿、泄泻、痰饮、着痹等症。见《普济本事方》中，作者用苍术治自身“癖囊”，“胁痛，饮食殊减，十数日必呕数升酸苦水”，服诸药无效，后只用“一味苍术，三月而疾除”。许氏描述其症，与今之胆汁反流性食管炎相似，余用治该病2个月症状消失，胃镜复查已无胆汁反流现象。琥珀有镇惊安神作用，用于治疗小儿惊风、癫痫之症，如琥珀抱龙丸。但琥珀尚有祛瘀止血，泻火止血，通淋止血之用，余常用以治疗小儿急性肾小球肾炎、尿路感染（女孩为多）、过敏性紫癜和单纯性尿血，均能取得较好的疗效。

在走过70年的从医之路后，我有两个深刻的体会。一是中医学渊源于中国传统文化。如没有传统文化的基础，对中医阴阳五行、天人相应、脏象、经络等学说则莫知所云，无从理解。中医的诊法，辨证，治法，如没有长期的临床实践，就不能体会到它的独特之处。中医是一门具有中国特色的医学，并以疗效卓著而受到人们的欢迎。那种认为中医不科学，要取消中医的说法完全是错误的。二是师承的方法有可取之处。师承的优点在于要求业师的严格要求和勤于检查，在于初读医书之时，即随师临证。读书、临证是学好中医的基础，缺一不可。但其缺陷是没有现在的中医院校教学的系统性、全面性和多样性。院校的教法如适当结合师承方法，则培养出来的医生更能适应临床的需要。

（孙　浩）

林峰：坚守门诊的“精诚”老中医

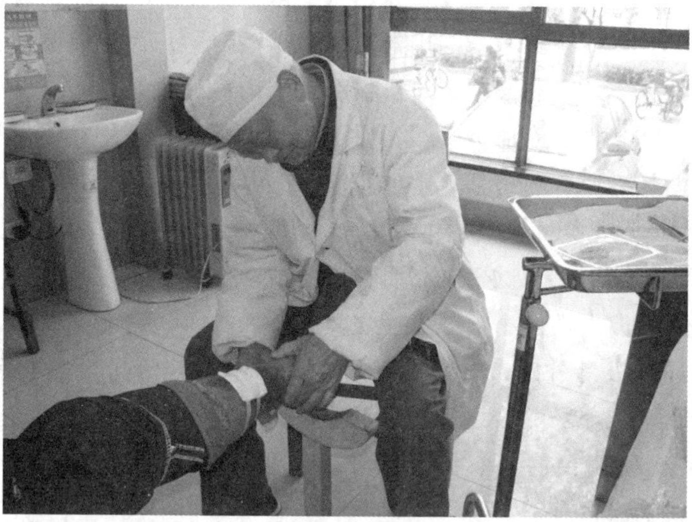

每周一、三、五清晨，都会有一位精神矍铄的老者缓缓走进江苏省仪征市中医院的中医外科门诊。他笑容可掬地向早已等候的患者打招呼：“不急，一个个慢慢来！”这位老者就是仪征市中医院原副院长林峰，一位年过九旬的老中医。

据《扬州名医录》记载：林峰，1928 年出生，1945 年在淮南新医班学习，1946～1948 年师从扬州林丹伯学医，后在家乡悬壶业医。1952 年，任马集新民联合诊所负责人。1960 年 2 月至 1961 年 2 月在南京中医学院师资进修班学习，先后在马集、龙河等地卫生院和县人民医院、中医院工作。擅长外科，对痈疽、疔疮、疖肿、慢性溃疡及皮肤疾病的治疗尤有经验。

勤于探索　博采众方

林峰，自幼学习刻苦，精读中医“四大经典”“四小经典”等，直至今日，已年过九旬的他，对“防风通圣丸”等有点生僻的汤头，仍是信口而来，烂熟于心，让年轻小辈自叹不如。1960 年，他抓住在南京中医学院师资班学习的机会，认真听、用心记，这给他以后的职业生涯奠定了坚实的基础。

他常以“世上无不治之症，唯有不精之艺”的决心时刻勉励自己，认为医者必需“博极医源，精勤不倦，不得道听途说”，而他自己则是“勤求古训，博采众方”的典范。多年来，他及时整理临证心得，在省级以上杂志和学术会议上发表论文多篇，搜集民间单方、验方，整理编纂成《锦方集》和《单方验方选编》，通晓中医内、外、妇、儿各科，尤精于中医外科疾病的治疗，在学术上多有独到之处。

20 世纪 70 年代，他在仪征市马集卫生院行医时，遇到一名解姓患者。林峰回忆，当时这名患者两臂肿胀，病情棘手，四处访医，到医院经过各种检查也未能明确诊断，曾使用了当时较好的青霉素，连续数日也未能奏效。更为棘手的是，因病程日久，已十分严重，最后家人都不抱什么希望了。面对这不明原因的病证，林峰运用传统中医来治疗，潜心分析研究，判断出此前多数医生认为此病为中医的“疽”，性为阳证，多采用清热的治法，而透过表象看本质，根据患者体质，仔细辨证，林峰发现，此患者实为阴证。林峰因而开具温阳散寒的中药，患者服用 10 剂后，竟然痊愈了！自此，林峰治中医外证的“本事”在乡间广为人知。

医术精湛　活人无数

“为医之道，精益求精。”林峰认为，一个高明的中医最重要的是要掌握识病和遣药。识病要精审，遣药须精灵，提高临床疗效的关键与医学造诣皆在一个“精”字。他强调，识病之精还须讲究原则性与灵活性相结合。原则性就是紧扣疾病的本质，通过“审证求因”即精心观察而辨析机体对致病因素及外界环境的反应情况来把握疾病本质；灵活性即对疾病的演变过程作动态的观察分析，全面考虑各种致病因素，制定出相应的治疗措施。林峰通过辨证与辨病相结合，以准确诊断，善治疑难杂病著称，数十年来，救人无数，慕名前来诊治的患者络绎不绝。

仪征市马集岔镇的一位40岁的患者，胸胁处肿胀、发黑，在扬州做了CT检查诊断为锁骨坏死，要手术治疗，可3万多元的手术费用吓退了这位农民。找到林峰，林峰辨证后，运用“阳和汤”加减，服用几个疗程后，竟然“莫名其妙”地好了。仪征市一位吴姓患者说，多年来他备受慢性湿疹折磨，发病时瘙痒难耐。找到林峰治疗后，服用15剂中药，基本痊愈。林峰还采用“自血疗法”治疗慢性荨麻疹。连续治疗5～10次效果显著。

林峰诊室的角落堆着许许多多的锦旗，但林峰却很谦逊，“我们中医治的不是病，而是人。”林峰说，面对疑难杂症，中医之“神奇”，其实就好像“四两拨千斤”的太极，运用药物等手段，调动你自身的潜力，改变体内的环境，使得内因外邪没有生存发展的条件，病自然就好了。

以爱护航　诚心救人

中医作为中国传统文化的一部分，包含着大爱大善、平等诚信等深厚的中华美德。林峰将这种品格淬砺得更为坚定。他视患者疾苦为自己的疾苦，视患者为亲人，把自己的爱洒向卫生事业。

1952年，他到卫生局分管医政工作，在治淮水利工程中，负责集体医生联合诊所工作，为几十万治淮民工治病，连续数月不回家。自1956年起，林峰陆续在卫生系统兼职医政工作30余年，组织进行赤脚医生师资培训，人员不够，亲自讲课；没有教材，自己搜寻；没有时间，起早带晚。林峰先后在医学科普教育、建立乡镇卫生院、大办合作医疗、推广中草药等方面辛勤工作，为仪征地区中医事业的发展做出了重大贡献。

林峰从医以来，坚持“只看病情，不看背景”的原则。在他的眼里，患者没有贫富贵贱之分，都是需要救治的患者，从来“普同一等，皆如至亲之想”。他敬重的只有生命，眼里只有患者。现如今，类风湿性关节炎、血栓性脉管炎或糖尿病引起的下肢溃疡等病的患者较多，这些疾病需长期吃中药，而且要用到穿山甲、白花蛇、全蝎、蜈蚣、蛤蚧等通络破瘀、活血祛风功效的虫类中药。林峰常讲：现在中药贵了，涨价了，很多人还不富裕，患者中农民多、穷人多，一个好医生就是要让穷人看得起病，能花几块钱解决得了的问题，决不能让患者掏几十块，过去中医靠着“一根针、一把草”就能治疗很多疾病，这种精神我们今天也要坚持。所以，他凭借着扎实的理论功底，尽可能使用功效相同，但价格相对便宜的地鳖虫、蜣螂虫、地龙等虫类中药来替代，疗效亦不差。

林峰医术精，人品好，医德高，医风正，心系百姓，把中医药的简、便、验、廉等优势发挥得淋漓尽致。他说：“社会效益上去了，经济效益自然会上去!”他在解决当地群众“看病难、看病贵”等问题上树起了一面永恒的旗帜。

德医双馨　止于至善

现今，林峰还坚持在仪征市中医院临床第一线为患者解除病痛，坚持每周3个半天的门诊，每天一清早总有许多人排在门口等候。因为林峰老院长治疗疑难杂症很有“门道”，常有患者慕名远道而来，千寻百等只求一诊。门诊拖班是常事，有时送走最后一位患者已经是下午1点多了。

门诊期间数小时，他经常水都顾不上喝一口，怕自己如厕耽搁时间。遇有外证换药时，90岁的老人也事必亲躬，弯腰下蹲，清洗施药，精心细致，被治者无不动容，感怀至深，纷纷赞叹“林医生这么大岁数了，真不简单!”

笔者作为学生，随侍左右，见到他经常加班，且年事已高，甚为担心，建议每天限号，但老人家只是淡淡地说：“人家专门来找你的，指望你治病的，看不到怎么办呢!”他想到的，只是患者。2017年9月22日，周五，是林峰的生日，但他仍如常出诊，中午12点，家人焦急地等候他回家吃长寿面，一问方知，林老还在为患者诊治。如此高龄，每周尚出诊3次，在仪征，在扬州，在江苏也是绝无仅有的。

在70多年的行医生涯中，他以精湛的医术、诚以待人的品德诠释了“医术乃仁术”的精髓，为我们中医从业者树立了一座丰碑。

（潘晓星、冯章皓）

单兆伟：临床教学法撷菁

单兆伟教授作为全国老中医药专家学术经验继承工作指导老师，临床教学方法也独具特色，尤其重视对学生临床思维能力和悟性的培养。吾随师侍诊，亲聆教诲，获益匪浅。兹将单师的临床带教方法介绍如下，以飨读者。

四诊互参，尤重察舌验脉

传统中医学“望闻问切”概括了诊察疾病的 4 种方法，各有其独特的作用，不能互相取代，因此单老师在临床带教中要求学生一定要按照四诊合参的要求将其有机地结合起来。随着科技的发展，单老师认为临床尚需结合现代医学的一些检查手段与方法，这些可以归结到“望诊”或“问诊”中。

单老师擅长诊察脾胃疾病，他十分重视舌象的诊察，《临症验舌法》云：“内外杂症，无一不呈其形、著其色于舌。”又《形色外诊简摩·舌质舌苔辨》中说：“苔乃胃气熏蒸，五脏皆禀气于胃，故可借以诊五脏之寒热虚实也。”舌为脾之外候，太阴脾经连舌本、散舌下，阳明胃腑，多气多血，常夹邪气上潮于舌，故古人又有“舌为胃之镜”之语。如舌红而苔干中有裂纹或花剥多为胃阴不足，舌苔厚腻多系湿邪困脾。此外单老师还十分注意舌下脉络的改变情况，尤其是对萎缩性胃炎的诊断有很大帮助，如舌下脉络色深紫而滞、延伸过度、充盈急胀、增粗、扭曲度大多可辨为实证或热证或血瘀。临床教学中，单老师让每个学生都仔细观察每位患者的舌质、舌苔、舌下脉络，通过动态观察还可以推测一些疾病的治疗情况及预后等。

脉诊最能体现中医学之特色，孙思邈在《千金要方》中说：“夫脉者医之大业也，既不深究其道，何以为医者哉?”中医通过脉诊可以不同程度地了解病位的深浅，区别病证的八纲属性，判断邪正的盛衰，推断病势的进退，预后的凶吉。但临床带教中，脉诊难度较大，且学生不易掌握。如何让学生将诊断学中所学脉象与临床实践相结合，单老师有自己独到的经验。试举一例说明。

患者宣某，男，88 岁，有多年慢性支气管炎、阻塞性肺气肿、慢性阻塞性肺病、肾功能不全病史，常于季节交替时发作咳嗽、咳痰、发热、气喘等症，多次入院治疗。本次亦因慢性支气管炎急性发作、右下肺炎、胸腔少量积液入院。经抗感染、祛痰等治疗后咳嗽气喘等症状均改善，唯感胃脘不适，纳食欠馨，延请单老师会诊。单老师先诊其脉，再让学生依次诊察患者左右三部脉象，并让学生将各自所诊脉象写在纸上，然后进行讨论。患者宿疾为“喘证”，目前喘促症状已缓，但肺中之“痰”仍存，且患者病久，久病及肾，其肾必虚。本次入院原本就已肺肾两虚，复加外感，而成虚实夹杂之证，故叶天士有

"在肺为实，在肾为虚"之说。患者纳差，脾胃运化不力，"脾为生痰之源、肺为贮痰之器"。结合该患者脉象：左手脉微弦，尺部弱；右手寸关弦滑，尺脉沉弱。左手三部候心肝肾，右手三部候肺脾肾，脉证合参，其脉理自然一目了然。通过结合病例的讲解和实践，单老师循循善诱，学生从中获益匪浅。

以点带面，从理论到临床

中医的临床思维能力需要理论知识与临床实践有机结合，对具体病例进行有逻辑地、清晰地综合分析和思考，才能达到辨证论治的效果。在对实习生、研究生的临床思维能力培养中，如不进行启发引导，学生就很难把理论知识与临床实际紧密结合起来。单老师在临床教学中常以点带面，以药引方，以方展病，从而达到由浅入深、由表及里、引一点展全貌的良好效果，提高学生临床思维能力，缩短从理论过渡到临床实践的进程。兹举"薏苡仁"的运用为例。

薏苡仁，味甘、淡，性凉，归脾、胃、肺、肾经。功能利水渗湿，健脾止泻，除痹通淋，清热排脓，为清补淡渗之品。《本草新编》谓："薏仁最喜利水，不至损耗真阴之气，凡湿盛在下者，最宜用之。"明代李士材认为本品"能燥脾湿，善祛肺热"，为保肺治嗽、健脾止泻剂中不可或缺之药。单老师在向学生详细讲解薏苡仁中药学层面的理论后，往往结合自己的临证经验逐一展开，通过理论和临床实践相结合，巩固学生对此味药的理解和运用。单老师尝谓："薏苡，味甘淡，气微凉，性微降而渗，故能去湿利水，且能利关节，除脚气，治痿弱拘挛湿痹，消水肿疼痛，既利小便热淋，亦杀蛔虫。以其微降，故亦治咳嗽唾脓，利膈开胃。以其性凉，故能清热，止烦渴。"老师临床上擅用薏苡仁治疗多种病证。

（1）用于脾虚泄泻。薏苡仁甘淡，有健脾渗湿止泻之功，常用于脾虚有湿的泄泻病证。泄泻病位在脾胃，脾虚湿胜是导致本病发生的重要病机。脾虚失于健运，水谷不化精微，湿邪内生，下注大肠，发生泄泻。临证时单老师喜用参苓白术散加减。方中薏苡仁健脾渗湿止泻以助参术之力，老师尝引《本草纲目》："薏苡仁能健脾、益胃，土能胜水而除湿，水湿除泄泻必止矣，泻痢水肿当用之。"单老师在治疗本病时，薏苡仁乃必用之品。

（2）用于风湿痹证。薏苡仁既能利湿，又能舒筋缓急，对湿滞皮肉筋脉的痹痛拘挛有较好的疗效。《金匮要略》中麻杏苡甘汤以薏苡仁配麻黄、杏仁、甘草，用于风湿患者一身尽痛，发热，日晡所剧者。又《类证治裁》有薏苡仁汤，治疗风寒湿痹。单老师常以薏苡仁配防风、川芎、羌独活、桂枝、秦艽等药治疗风湿关节痛，疗效确切。

（3）用于湿热痿证。薏苡仁有利水渗湿清热之功。湿热浸淫是致痿根本，治痿代表方四妙丸源于《成方便读》，为三妙丸加薏苡仁，主治湿热痿证，用于湿热盛于下焦之腰腿痛、湿疮、脚气、痿证等。邪不去，则病难愈。单老师尝谓："给邪以出路，方中加味薏苡仁，正是取其渗湿泄浊的功效，导湿热之于小便出。"

（4）用于湿热内阻之脾胃病。近人多食肥甘厚味，并佐辛辣调味，故湿热致病者一年四季皆有，临床上以胃脘灼热胀痛、渴不欲饮、泛酸、舌红、苔黄、脉弦或滑等脾胃湿热证表现者较为多见。湿性黏滞，与热邪交结，病情迁延反复，缠绵难愈，单师多用三仁汤化裁治之。三仁汤乃清代名医吴鞠通所拟，主治湿温初起或暑温挟湿，邪在气分的病证。单老师云："湿在中焦，易阻滞气机，宜用化湿运脾之品以燥湿理气，故以薏苡仁淡渗利湿以健脾，使湿热从下焦而去。"

（5）用于肺痿、肺痈等证。薏苡仁有清热排脓之功，能清肺金之热，临床单师常用于某些肺系疾病的治疗，如千金苇茎汤中用薏苡仁、冬瓜仁、桃仁、苇茎治肺痈。方中薏苡仁上清肺热以排脓，下利肠胃以渗湿。单老师谓："薏苡仁可治肺气积脓血，咳嗽涕唾，上气，喘息诸症。"老师在临证中多配伍金银花、鱼腥草、金荞麦、连翘、桔梗、甘草、贝母等，以增强化痰排脓之功，效果显著。

（6）用于肠痈。薏苡仁既可清肺金之热，又能下利肠胃之湿，具有解毒排脓消肿的功效，单老师临床常用于痈脓已成，选方《金匮要略》薏苡附子败酱散。方以薏苡仁甘寒泄热除湿排脓为主药，辅以败酱草，苦寒清热解毒，破瘀排脓，少佐附子之辛热，扶阳而行气血津液，故能散结消肿，合之排脓消肿，振奋阳气，以补正气。

（7）用于息肉性疾病。单老师认为息肉性疾病属中医湿瘀为患。湿为起病之由，瘀为成病之因，湿去则瘀除。薏苡仁功能利湿消肿，健脾利水，用于息肉性疾病最为相宜。老师常用于胃肠道息肉、疣状胃炎、黄色瘤等疾病，对于皮肤扁平疣用之也甚效。对于慢性萎缩性胃炎癌前病变，常配伍莪术、白花蛇舌草、石见穿等，有防癌抗癌之效。治疗扁平疣常用生薏苡仁研粉，每日涂擦皮肤并煮粥内服。

仅仅一味中药，单老师由浅入深，结合临床实际，不经意间让学生完成了从书本理论到临床运用的升华。

融会新知，掌握中西进展

从理论到临床，单老师的教学并不满足于此，他常常叮嘱学生注意阅读中医中药的现代药理药效学研究进展，了解最新发展动态。如现代药理研究发现薏苡仁具有抗肿瘤、免疫调节、降血糖血钙、降压、抗病毒及抑制胰蛋白酶、诱发排卵等方面的药理活性。薏苡仁主要的活性成分薏苡仁酯、薏苡仁油等有着很强的抗肿瘤作用。目前临床应用较多的抗肿瘤新药康莱特注射液的主要成分即是薏苡仁脂肪油，现已作为抗肿瘤药物广泛应用于胃癌、肺癌、肝癌、胰腺癌、鼻咽癌、乳腺癌等的治疗或辅助治疗。研究表明，薏苡仁多糖有抑制肝糖原分解，抑制肌糖原酵解，抑制糖异生的作用，从而达到降低血糖水平的目的。通过学习现代医学知识，使学生的诊疗水平进一步提升。

透过“薏苡仁”一味中药，可以看出单老师这种以点带面启发式的教学模式不仅使学生复习了理论知识，还潜移默化地培养了学生的临床思维能力，活学活用提高诊疗水平，摒弃以往学生中普遍存在的死记硬背、不求甚解的不良习惯。单老师还要求学生积极参加相关学术活动和培训，掌握最新的疾病诊疗指南，结合现代医学诊断进行规范化诊疗。他常常告诫学生医患关系要和谐，理化检查有必要，保护患者更要保护自己。

理法互参，引入实例教学

多年以来，中医专业学生缺乏中药实例教学的培养，学生能开出草药方子，但并不认识这些中药到底长什么模样。哪些中药用根？哪些是草？哪些轻？哪些重？气味如何？中医学专业的学生很多没有安排中药房实习。为了更好地让学生有更多识记中药的机会，单老师用自己的科研经费制作了一个中药饮片“百宝格”，将600余味饮片按功效分类存放其中，在门诊诊病、提问、讨论中便可多留心相关几味中药，便于大家识药、鉴药、记药、用药。例如槟榔与大血藤，外观上有相似之处，然作用则完全不同。槟榔苦温有小毒，可杀虫破气，而大血藤则以祛瘀活血见长。由槟榔组成的方剂有木香槟榔丸、四磨饮子、避瘟丹、调营饮、实脾饮、鸡鸣散、槟榔煎等，尤其槟榔煎在临床应用中意义重大。槟榔煎由南京中医药大学编剂入方，由槟榔、冬瓜子二味组成，专治绦虫病。绦虫病多发于高原游牧地区，因食用含有绦虫卵的未煮熟的牛羊肉引起。虫卵多寄生在人体肠道中，绦虫长成后的虫体有吸盘，吸附于肠壁上，一般中西药无能为力。而槟榔煎独具麻痹绦虫吸盘的作用，再通过冬瓜子润肠排便之功将绦虫排出体外。单老师回忆一位西藏患者，通过服药，足足泻下800g绦虫，扁平如宽面，后被南京医科大学寄生虫病教研室制成标本，供教学使用。这样将理法方药与临床案例结合一体，使学生能领悟到其中包含的真正中医精华，对国内外学生的启发都很大，更有利于知识的记忆，真正成为“多闻博识，才高巧识”的中医学者。

以问为导，倡“教与学”互动

单老师认为在“教与学”的互动过程中首先是教师角色的转变，教师由教学过程的主导者转变为学生学习的指导者和活动的组织者；其次是学生学习地位的转变，学生由被动接受的地位转变为主动参与、发现、探索和知识构建的主体。单老师的互动模式是“以问题为向导的学习方式”，这种以问题为基础的教学法可发挥问题对学习过程的指导作用，调动学生学习的主动性和积极性，引导学生主动思维。通过带着问题的自学、讨论、总结，有利于巩固所学的知识，掌握思维方法，增加感性认识。单老师在日常门诊和病例讨论时擅长针对性地提出问题，让学生思考和回答，引导学生建立临床思维。对于某些疑难问题并不要求马上给出答案，而是指导学生查阅相关资料和最新文献，培养其发现问题和解决问题的自学能力，既拓展了知识面，又加强了临床思维能力的训练，可起到事半功倍的效果。单老师以全新的教育理念重新定位师生关系，变传统的师生关系为互尊互爱的伙伴关系，态度和蔼可亲，这样不但增强了学生的信心，也为学生更好地完成临床实践创造了条件。

单老师的临床教学法一改传统教学法中教师传授理论知识为主，学生被动接受的方式，以培养学生的思维能力为目标，既以点带面将教学内容讲深讲透，又结合实例，旁征博引，举一反三，改变学生学习思维局限，不善于思考，依赖性强的弊端。同时充分发挥问题导向的作用，充分调动学生学习的主观能动性和积极性，拓展了学生临床思维能力，增强学习的深度和广度，提高学生在临床上分析问题和解决问题的能力，值得在临床带教中推广。

（时　乐）

顾中欣：风雨五十载，漫漫行医路

走进江苏省仪征市中医院门诊楼，经常可以看到一位头发花白，睿智祥和的老者，不避寒暑，每周坚持5个全天出诊，他就是江苏省名中医顾中欣。

他出身无锡中医世家，幼承庭训，博采众家，自成体系；他奋战临床半个世纪，医术精湛，疗效显著，活人无数；他惦记中医学发展，关爱后学，不吝指教，桃李满园；他情系基层贫困患者，把脉献方，无私奉献，风雨无阻……风风雨雨五十载，他把一生献给了热爱的卫生事业，也收获了累累硕果。顾中欣是全国基层名老中医药专家传承工作室指导老师，也是江苏省名中医，江苏省名老中医药专家学术经验继承工作指导老师，更是扬州市非物质文化遗产“顾氏内科中医术”代表性传人。

博采众长，医技自成一家

顾中欣出生于中医世家，父亲顾耀华、祖父顾文培均为无锡当地名中医，享誉江南澄西地区（今无锡、常熟、武进一带），为吴门戚子山顾系嫡传一脉。顾中欣受父亲叔伯影响，自幼熟读医籍，特别是四大经典，临床运用常常脱口而出，信手拈来。真州镇一位50多岁的女性患者，数年来阴部灼热不适，初发时不甚明显，不想病情越来越重，需用扇子对其不停扇动，方能缓解不适，无论冬夏，痛苦万分，多方求诊，用药无数，均不能取效，严重影响了日常生活。顾中欣仔细问诊，查看患者舌苔脉象后言：“足厥阴肝经，起于大趾从毛之际，循股阴，入毛中，过阴器，抵小腹，因此在治疗上当以清肝经湿热为大法，龙胆泻肝汤加减”。7剂过后，患者症状减半，效不更方，再进7剂而愈。

1965年，顾中欣考入南京中医学院医疗系深造，借此机会，顾中欣跟师诸多名家，如周筱斋、任达然等，博采众家之长，融合家传及各家学说，形成了自己独特的诊疗体系。1970年毕业至仪征工作，50年来，他醉心于临床，潜心研究岐黄之术，对中医内科杂病、男性科、中医妇科均有着丰富的临床诊治经验。顾老先后创立榆钱四物汤治疗子宫发育不良，蛭星元龙汤治疗中风、高血压性冠心病，消石散治疗胆囊结石，绞兰软肝汤治疗肝硬化等，在临床上疗效颇佳。特别是对于胆石症的“总攻”疗法，根据人体排胆规律，将中西医多种疗法进行有机结合，使其在同一时间集中发挥最大效果，促使结石排出。这一疗法对于排除结石、缩短病程、降低手术率具有重要意义。

扶危济困，终成医疗圣手

中医的生命力在于临床，一名中医是不是有真本事，关键在于其临床疗效。顾中欣是这样认为的，也是一直这样坚持的。50 年来，他以精湛的医术，频频救患者于危难之中，让一个个病患摆脱病痛折磨。

30 多年前，顾中欣收治了一位女患者，患者乙肝后肝硬化晚期，家境贫寒，在其他医院已被告知时日无多，让其回家，其丈夫不愿放弃，用平板车将其拖至仪征市中医院。顾中欣观其腹胀如鼓，脐突皮光，四肢消瘦，奄奄一息，此乃中医四大难症之鼓胀。顾中欣以“急则治其标”为原则，先予一剂十枣汤竣逐其水饮，减轻患者症状，继而用汤剂益气活血、扶正补虚兼以逐痰利水。经数月调治后以丸药续服 2 年收功，患者竟或痊愈，再次复查 B 超，已找不到丝毫肝硬化迹象，且乙肝表面抗原也已转阴。

每年来仪求诊于顾中欣的外地患者有很多。其中常州一名 14 岁的小姑娘令人印象深刻。她因不明原因的牙龈出血、不小心轻轻磕碰一下便是瘀青一片就诊于苏州血液病研究所，发现其血小板最低时只有十几。予以激素治疗，患者血小板虽有所上升，但不能恢复正常，且随着激素量的加大，小姑娘已出现了满月脸、水牛背等激素副反应表现，无奈辍学于家中。父母多方打听，来仪征求诊。顾中欣以益气养血、滋阴活血为大法，经过半年的调治，患者血小板已恢复正常，后持续观察 1 年多，没有出现再降低现象。同时，在治疗期间，随着病情的好转，激素药量也在逐渐减少，直至停用，避免了激素治疗所带来的不可逆转的毒副反应。

像这样的病例还有很多，顾中欣常说：“我们现代的中医，也需要懂些西医知识，不然患者拿着检查报告、片子来，我们什么都不懂，那样是不行的。但我们也不能被他们牵着鼻子走，中医有着自己独特的辨证论治体系，我们要在精准辨证的基础上，灵活变通，才能取得好的疗效。”

多年来，顾中欣潜心医术，成就斐然，先后在《四川中医药》《浙江中医药》等省级以上核心期刊发表学术论文 40 余篇，多次获得仪征市科技论文奖。

情系基层，忘我传承医术

顾中欣一直认为中医的发展要靠传承。多年来，顾中欣担任全国基层名老中医药专家传承工作室指导老师、江苏省老中医药专家学术经验继承工作指导老师、扬州市中医名师工作室指导老师、仪征市中医院青苗工程指导老师、南京中医药大学临床实习生指导老师。对于晚学后辈的求教，他常常是知无不言，言无不尽，悉心教导。一位在陈集卫生室工作的乡医弟子这样说："顾老师临床带教，往往以案例为切入口，非常生动，一次就能记住，以后自己再碰到相似的病例，也可以取得很好的效果。"顾中欣弟子众多，对于每位弟子的课后作业，他认真批改，有时甚至熬到深夜。对于弟子请教的疑难杂症，他会详细询问，认真思考，给出建议，并跟踪治疗情况。顾中欣用一个个生动的、真实的临床案例告诉大家，中医是切实有效的，中医师也是大有可为的。

顾中欣工作初期在仪征市陈集卫生院，对于基层老百姓有着深厚的感情。因此顾老在以全国基层名老中医药专家传承工作室建立为契机下，坚持每月1～2次携工作室成员深入仪征市较偏远的陈集卫生院、双圩村卫生室，为患者问诊把脉、献方、健康宣教，减轻患者病苦。顾中欣业已70岁有余，有时碰上大风大雨天气，弟子们就劝老师，还是改日再下乡。顾中欣却笑笑说："基层老百姓看病不容易，我们早去几天，就能帮助基层老百姓少受病痛折磨几天。我们做医生的要把看病救人放在第一位，更何况这点风雨和病魔相比不值一提。"现在顾中欣还带着6名乡医、村医，通过言传身教，以切实提高学生们的临床水平，更好地为基层老百姓服务。

50载风风雨雨，50载默默付出，只为把中医学继承好、发展好、传承好。古稀之年，本应在家安享天伦，但顾中欣坚持门诊，仍然在临床一线为患者解除痛苦。也许，这就是对"大医精诚"四个字最好的诠释吧！

（郭尧嘉、吴祝平、李雪峰）

张恩树：再回扬州忆任老

庚寅年（2010年）寒食节前夕，我接到任老之子任光武先生的电话，他今日上午从北京抵达扬州，叫我有时间去他家一趟。于是我下午赶到任宅，光武先生对我说：今年是他父亲诞辰90周年，又是逝世6周年，打算开一个纪念会，出席者是他家兄弟姐妹及先父的学生，范围不大，叫我写一篇有关回忆性的文章。我允诺：1周后完稿。

然后，我来到恩师任老的遗像前，凝望着老先生的照片。6年前在扬州，送别任老走完人生最后一个旅程，今天又来扬州，虽然往事如烟，但好些事仍然记忆犹新，历历在目。

任老，医名任达然，出身于中医世家，中国共产党优秀党员，生前任职于江苏省苏北人民医院，其曾祖父任浩然、祖父任若然、父亲任继然均为扬州名医。其父任继然因医德高尚、技术精湛，曾于1959～1960年受到毛泽东主席、周恩来总理等党和国家领导人3次亲切接见。

任老在橘井杏林的氛围里深受熏陶，少时随父学习5年，加之刻苦攻读岐黄之术，成绩斐然；弱冠之年步入业医生涯，1956年到江苏省苏北人民医院工作，从医60余年，热心为病者服务，学验俱丰，名闻遐迩；曾任苏北医院中医内科主任、主任医师，江苏省第五届、第六届人大代表，扬州市中医学会理事长，扬州市科协常委，扬州市中医院名誉院长等职；1989年获江苏省劳模称号；1991年7月，国务院授予政府特殊津贴；同年原人事部、原卫生部、国家中医药管理局开展首批全国名老中医药专家学术继承指导工作，任老入选为指导老师。

任老年青时即医德高尚，技术精湛。1957年夏，北京流行暑温（相当于西医的乙型脑炎），由于当时医疗技术不如现在发达，尚无良好对策，原卫生部抽调全国名医会诊。调往北京会诊的江苏名医即有任老、南京中医学院江育仁教授等三人。任老治疗温病常从热、痰、虚斟酌。由于当年北京雨水多，湿气重，必须把化湿清暑摆在首位，与1956年石家庄流行暑温不同。那年石家庄天气干旱，运用经方白虎汤化裁。任老提出，1957年北京流行的暑温，根据气候因素，考虑用苍术白虎汤加减，原卫生部采用上述方案，病死率大大降低，绝大部分患者得到康复。

任老治病不问贫富，一视同仁。他的诊室就诊者特多，里一层外一层的患者。他不看完最后一个患者从不下班。我们这些学生常常陪先生到中午12点或下午1时才能下班。任老教导我们："多看一个患者，是对我们一份安慰，患者治愈了，可投入到新的工作中去。"

任老除常年担负着繁忙的门诊、病房会诊外，还常为党、政、军领导及港澳知名人士诊病。1991 年 10 月 11 日，任老已 70 多岁，奉命到北京为一位高级领导人会诊，我有幸陪同前往。他克服年老体弱，认真细致诊病、研究、分析其病一直到天亮。我为任老的精神所感动，曾写《赴京诗抄五首》并发表，现摘录一首：

咫尺时光百感深，
京畿秋意略寒人。
灯下共叙岐黄术，
窗外鸡鸣报五更。

1992 年秋，苏北医院安排任老到浙江考察，组织上考虑他年事已高，让我陪同。任老在浙江考察 1 周，是那么认真，那么仔细，不知疲倦，不知劳累，带队的领导及年轻的医生都很敬佩。

任老一生总是把公家的事放在第一位，自己的事放在第二位。1992 年，苏北医院分房，按工龄、按资历、按水平、按贡献，他可分得 $120m^2$ 的住房，可他对领导说："医院人多，住房紧，我放弃分房，一分钱补贴也不要。"此种精神真是难能可贵。

任老常对学生说的是："认真学习、认真治病、认真总结。"他重视对经典著作《黄帝内经》《伤寒论》《金匮要略》《温病条辨》等书的研究，并博采诸家之说，强调理论要与实践相结合，数十年如一日，勤勤恳恳地从事医、教、研工作。

最后值得一提的是，任老对我们要求很严格，常教导我们"谦受益，满招损"，要我们谦虚待人，认真学习，不要骄傲。用药治病，要做到"廉、便、验"，处处为患者着想。诚如《左传》云"仁人之言，其利博哉"，盖无虚语。

任老一生为中医事业的发展，为人类健康做出了不懈的努力。而今，他虽然离开我们，但典范犹存，其精神仍有给后人借鉴之处。

（张恩树）

高温下"煎熬"，只为那包浓浓的中药

2017 年三伏天，长江中下游地区出现了历史同期极为罕见的高温酷暑天

气，连续多日气温均在39℃以上，一度曾高达40℃。三伏天正值大暑节气，俗话说："小暑大暑，上蒸下煮。"当别人正在家中吹着凉爽的空调时，仪征市中医院却有着这样一群人从事着"煎熬"的工作，他们就是煎药室的煎药工人。

走进中医院的煎药室，一股热浪夹杂着浓重的中药味扑面而来，煎药工周师傅正在熟练地操作着煎药机，泡药、放药、煎药、包装，有条不紊地完成着一系列动作。室外气温已高达40℃，而室内温度早已接近50℃，一天下来，她的衣服不知道被汗水湿透了多少回。煎药机的温度计显示，炉内温度将近120℃，"煎药机就是一个大高压锅，"煎药室负责人于主任戏称，"一旦所有的锅同时运行，高温、高湿，你可以来免费享受'中药桑拿'，这感觉'倍儿爽'。"

"滴滴滴……"每当药液熬好后，煎药机会发出信号，提醒师傅来灌装。周师傅听到信号声，赶紧上前打开阀门，放去高压，药液从煎药机中流入旁边的包装机，开启自动包装装置，一包包浓浓的中药便灌装好了。这时，周师傅再打开煎药机的炉盖，一股带着浓浓药味的高温蒸汽便升腾起来。随后，便是提出中药袋、清洗煎药机、排去清洗液。"因为温度高，有时手臂不小心会被烫伤，我们只好穿长袖工作服，尽管这样很热。"周师傅再倒入下一锅已浸泡好的药汁和药袋，继续重复着刚才的步骤。

于主任介绍说："煎药间内没有空调，煎药时，蒸汽不断向上冒，即使开了空调也没有用。而煎药间隔壁的储药间内有空调，为了能让师傅们在空隙时间稍作休息，享受一丝清凉，空调就一直开着，每次把煎好的药放到储药间时，就能明显感觉到温差，真是冰火两重天啊。"

近日医院进入用电高峰，仪征市中医院后勤科在与药剂科商量后，在不耽误患者取带煎中药的前提下，让煎药室错时上班。一来晚间气温稍低，可保证煎药工身体有良好的状态；二则晚间煎药可避开白天用电高峰，确保医院用电安全。于主任说，早晨煎药室启用一半机器煎药，并安排师傅错时休息，而到下午五点半至十点，所有机器开动，大家加紧为群众熬制中药。夏日来临，许多原本带回自煎中药的患者纷纷选择医院带煎中药，市中医院每天熬制150余锅、2000余袋中药。"中药材熬制前一定要先浸泡半小时到一小时，一个完整的熬制过程也需要一个多小时。"于主任说，"以往当天上午的配方，下午便能拿到带煎中药，现在我们适当调整作息时间后，部分患者便要次日才可取药。但是通过我们耐心解释，绝大多数群众还是能理解我们并配合我们的工作的，能得到群众的理解，每天十余个小时的‘煎熬’也是值得的。”

（时　乐、赵　云）

心理辅导挽救“失足少年”

仪征市中医院新近开设的临床心理科受仪征市人民法院少年审判庭邀请，积极参与人民法院的少年审判，引入心理辅导的创新机制，由专业心理医师为“失足少年”指引新的人生航向。

“孩子，你犯了法，是因为我们没有教育好，平常和你沟通得太少了。只希望你记住，不管你变成什么样子，爸爸永远不会放弃你！”

“爸爸，是我不好，让你失望了……请你放心，我一定会改好的。”

5 月 22 日，仪征市人民法院少年审判庭一宗少年案件宣判前，心理咨询师赵云医师对少年犯小森（化名）及其父亲进行心理辅导和干预。小森是多宗盗窃案件的被告，案发后受到检察机关的指控。庭前社会调查了解到，老家湖南湘西土家族的小森自幼是一名留守儿童，由爷爷奶奶抚养长大，常年缺乏父母关爱和良好的家庭环境。

“看着别的小伙伴跟着爸爸妈妈一起出去玩，可以撒娇、耍赖，我却没有，感觉好孤单，后来就只愿意一个人待着了。”10 岁时，小森母亲重病去世，使得生活雪上加霜，他又因家境贫困初中毕业后辍学。远离了家庭和学校的他结识了社会上的一些不良朋友，因手头紧产生盗窃的念头，踏上犯罪的道路。犯罪以后，小森心理负担一直很重，觉得犯了难以启齿的罪行，不敢面对家人，难以抬头重新做人，整个人生都“毁了”。

心理咨询师首先指出小森的错误行为，并帮助他从青春期少年生理和心理、家庭环境、家庭教育等方面剖析其犯罪的原因，鼓励其要勇敢承担责任。经过心理调适，小森认识到自己的错误，懂得了爷爷奶奶和父亲对自己的殷切希望，并表示要认真接受教育改造，鼓起勇气，重新做人。

同时，心理咨询师对小森的父亲也进行了心理辅导，帮助父亲尽快走出孩子误入歧途的阴影，调整心态和教育方法，共同配合，协力引导孩子重新走向正确的人生道路。经过心理咨询师对小森的心理干预，小森表示终于理解了父亲的一片苦心。曾经小森看不起父亲，觉得他没用，现在知道以后一定听从父亲的忠告，安心打工，不再乱闯社会，并主动和父亲拥抱和解。父子俩相拥而泣，场面十分感人。

对未成年犯进行心理干预，符合《关于审理未成年人刑事案件的若干规定》中的“人格调查制度”。该院临床心理科和法院的合作，是心理科学与司法结合的标志。在刑事案件审判中，心理干预机制着重对涉案未成年人及其他诉讼参与人进行心理疏导，矫正未成年被告人的不健康心理。同时通过多种形式的心理测评活动为法院的裁判提供科学参考，也为判后对未成年犯进行个性化的矫治提供客观依据。

（时　乐、赵　云）

附 录

推荐书目

[1] 孙浩．医学存心录［M］．北京：中医古籍出版社，2003.

[2] 张恩树．任达然老中医临床经验录［M］．长春：吉林人民出版社，2003.

[3] 沈洪．孟河医派传人单兆伟医疗经验集［M］．南京：东南大学出版社，2011.

[4] 孙浩．孙谨臣儿科集验录［M］．北京：人民军医出版社，2013.

[5] 单兆伟．单兆伟治疗脾胃病经验撷粹［M］．北京：人民卫生出版社，2014.

参考文献

[1] 时乐．单兆伟临床教学法撷菁［N］．中国中医药报，2013－7－25（3）．

[2] 时乐．柴芍护膜汤［N］．中国中医药报，2013－12－26（4）．

[3] 时乐．顺时辨治五更泻［N］．中国中医药报，2014－1－17（4）．

[4] 时乐．乐膳散［N］．中国中医药报，2014－2－17（4）．

[5] 时乐．芪竹方［N］．中国中医药报，2014－4－16（4）．

[6] 时乐．孙浩运用中药酊剂经验［N］．中国中医药报，2014－4－18（5）．

[7] 时乐．蛭星元龙汤［N］．中国中医药报，2014－8－18（4）．

[8] 时乐．笑证治验［N］．中国中医药报，2015－1－23（4）．

[9] 时乐．治心理性咳嗽验案一则［N］．中国中医药报，2015－2－2（5）．

[10] 时乐．恬静散［N］．中国中医药报，2015－2－6（4）．

[11] 时乐．疏风活血消风团［N］．中国中医药报，2015－2－11（5）．

[12] 时乐．益气升阳治子肿验案［N］．中国中医药报，2015－2－12（4）．

[13] 时乐．清幽养胃汤［N］．中国中医药报，2015－2－16（4）．

[14] 时乐．清金泻木疗肝咳［N］．中国中医药报，2015－3－6（4）．

［15］李忠军．土豆片消静脉炎［N］．中国中医药报，2015－3－6（5）．

［16］时乐．残胃饮［N］．中国中医药报，2015－3－26（4）．

［17］时乐．加味连苏饮疗呕吐案［N］．中国中医药报，2015－4－9（4）．

［18］郭灵龙．重用姜附治阳虚失眠［N］．中国中医药报，2015－4－15（4）．

［19］时乐．化浊祛瘀痛风方［N］．中国中医药报，2015－4－17（4）．

［20］时乐．口味异常辨治［N］．中国中医药报，2015－4－23（4）．

［21］时乐．生南星治疖肿［N］．中国中医药报，2015－4－24（5）．

［22］谈爱民．紫黄清解汤治扁平疣［N］．中国中医药报，2015－4－29（5）．

［23］时乐．飞虫入耳验方［N］．中国中医药报，2015－5－8（5）．

［24］高军．孙浩运用桂枝加黄芪汤经验［N］．中国中医药报，2015－5－11（5）．

［25］王勇．阳和汤配合手法治疗肩周炎［N］．中国中医药报，2015－5－25（5）．

［26］李雪峰．从肝脾论治慢性疲劳综合征［N］．中国中医药报，2015－6－3（5）．

［27］时乐．小儿夏季发热，中医外治有方［N］．中国中医药报，2015－6－5（5）．

［28］陆善忠．头皮血肿可用龙骨［N］．中国中医药报，2015－6－26（5）．

［29］时乐．清暑解热饮［N］．中国中医药报，2015－7－1（4）．

［30］林峰．荔枝草外敷治疖痈［N］．中国中医药报，2015－7－1（5）．

［31］林伟．孙浩经方治小儿咳嗽经验［N］．中国中医药报，2015－7－3（5）．

［32］时乐．单兆伟升阳益胃法治疰夏［N］．中国中医药报，2015－7－8（5）．

［33］吴祝平．孙浩外治小儿脾虚泄泻［N］．中国中医药报，2015－7－13（5）．

［34］时乐．芪苓乌贝汤［N］．中国中医药报，2015－7－29（4）．

［35］张恩树．黄疸消退后的调治经验［N］．中国中医药报，2015－8－31（5）．

［36］时乐．加味马前通关散［N］．中国中医药报，2015－9－2（4）．

［37］邵吉庆．内外合治阴茎硬结症［N］．中国中医药报，2015－9－14（5）．

［38］潘晓星．牙痛验方［N］．中国中医药报，2015－9－25（5）．

［39］时乐．国医大师徐景藩从脾阴虚论治虚劳案析［N］．中国中医药报，2015－11－16（4）．

［40］时乐．补阳还五汤治验三则［N］．中国中医药报，2015－12－14（5）．

［41］时乐．承气作散善通积滞［N］．中国中医药报，2016－1－1（5）．

［42］时乐．平肝息风通腑法治头痛便秘合病［N］．中国中医药报，2016－2－1（4）.

［43］时乐．《伤寒论》治疗失眠之管见［N］．中国中医药报，2016－3－17（4）．

［44］时乐．地龙验方［N］．中国中医药报，2016－3－21（5）．

［45］时乐．煎汤外洗治奶癣［N］．中国中医药报，2016－3－25（5）．

［46］张恩树．回忆国医大师徐景藩二三事［N］．中国中医药报，2016－3－28（8）．

［47］时乐．孙浩治小儿乳蛾经验［N］．中国中医药报，2016－4－11（5）．

[48] 时乐. 泻白化血汤 [N]. 中国中医药报, 2016-4-13 (4).
[49] 时乐. 蒲公英验方 [N]. 中国中医药报, 2016-5-6 (5).
[50] 邵吉庆. 枸橘汤加味治疗前列腺痛 [N]. 中国中医药报, 2016-5-9 (4).
[51] 郭灵龙. 国医大师周仲瑛论治高血压 (上) [N]. 中国中医药报, 2016-5-12 (4).
[52] 郭灵龙. 国医大师周仲瑛论治高血压 (下) [N]. 中国中医药报, 2016-5-23 (4).
[53] 时乐. 统血消癍汤 [N]. 中国中医药报, 2016-6-2 (4).
[54] 王其兵. 孙浩用黄芪四君汤治小儿杂病验案 [N]. 中国中医药报, 2016-6-8 (4).
[55] 时乐. 白马散 [N]. 中国中医药报, 2016-7-7 (4).
[56] 高军. 孙浩论治儿童心脏神经官能症经验 [N]. 中国中医药报, 2016-7-18 (4).
[57] 葛勤. 榆钱四物汤 [N]. 中国中医药报, 2016-7-27 (4).
[58] 时乐. 肠伤寒"蓄血证"治验一则 [N]. 中国中医药报, 2016-8-12 (4).
[59] 汤定伟. 调肝健脾汤 [N]. 中国中医药报, 2016-10-12 (4).
[60] 葛勤. 中西医结合治疗食管平滑肌瘤验案一例 [N]. 中国中医药报, 2016-10-21 (5).
[61] 郭尧嘉. 从血瘀论治慢性萎缩性胃炎 [N]. 中国中医药报, 2016-11-16 (4).
[62] 汤定伟. 多寐治验三则 [N]. 中国中医药报, 2016-11-17 (4).
[63] 时乐. 养阴和胃护膜方 [N]. 中国中医药报, 2016-12-2 (4).
[64] 时乐. 疏肝理肺补中法治咳喘 [N]. 中国中医药报, 2017-1-13 (4).
[65] 时乐. 二子散 [N]. 中国中医药报, 2017-3-3 (4).
[66] 时乐. 徐景藩治痰泻案 [N]. 中国中医药报, 2017-3-13 (4).
[67] 杨爱国. 药引在外感病证中的运用 [N]. 中国中医药报, 2017-3-20 (4).
[68] 郭灵龙. 天麻钩藤竹茹汤治癫痫 [N]. 中国中医药报, 2017-3-27 (4).
[69] 时乐. 苓桂术甘汤治疗胃下垂 [N]. 中国中医药报, 2017-3-29 (4).
[70] 时乐. 祛风定喘汤 [N]. 中国中医药报, 2017-4-10 (4).
[71] 时乐.《伤寒论》用茯苓概要 [N]. 中国中医药报, 2017-4-14 (4).
[72] 郭灵龙. 镇肝降逆方 [N]. 中国中医药报, 2017-4-20 (4).
[73] 郭灵龙. 理气宽中汤 [N]. 中国中医药报, 2017-5-18 (4).
[74] 时乐. 肾炎食疗验方 [N]. 中国中医药报, 2017-5-24 (5).
[75] 时乐. 补中益气汤治淋证验案 [N]. 中国中医药报, 2017-5-29 (5).
[76] 时乐. 夏日自制清凉饮, 清暑解渴两相宜 [N]. 中国中医药报, 2017-5-29 (7).

［77］时乐．江苏省仪征市中医院心理辅导挽救“失足少年”［N］．中国中医药报，2017－6－7（6）．

［78］王其兵．扶正固表防感汤［N］．中国中医药报，2017－6－22（4）．

［79］郭灵龙．甘麦枣仁汤［N］．中国中医药报，2017－6－30（4）．

［80］时乐．梅雨来袭湿气重，衣食住行需注意［N］．中国中医药报，2017－7－10（7）．

［81］杨爱国．白虎石茵汤治肝炎［N］．中国中医药报，2017－7－14（5）．

［82］时乐．旋覆花汤治肝着案［N］．中国中医药报，2017－7－24（5）．

［83］时乐．健脾清络饮［N］．中国中医药报，2017－7－26（4）．

［84］吴祝平．决明降脂减肥茶［N］．中国中医药报，2017－7－26（5）．

［85］时乐．高温下的“煎熬”，只为那包浓浓的中药［N］．中国中医药报，2017－8－2（6）.

［86］郭灵龙．苓桂术甘汤治哮喘案［N］．中国中医药报，2017－8－4（5）．

［87］时乐．孙氏敷脐散［N］．中国中医药报，2017－8－24（4）．

［88］王勇．治痢方［N］．中国中医药报，2017－8－25（4）．

［89］时乐．五则食疗方，助君安睡眠［N］．中国中医药报，2017－8－31（7）．

［90］时乐．仲景用酒概要［N］．中国中医药报，2017－9－1（4）．

［91］高媛媛．孙浩治疗唇风的经验［N］．中国中医药报，2017－9－4（5）．

［92］时乐．单兆伟血府逐瘀汤治灯笼病［N］．中国中医药报，2017－9－18（4）．

［93］郭灵龙．益胃汤治疗地图舌验案［N］．中国中医药报，2017－9－18（5）．

［94］郭灵龙．花蕊石治疗咯血验案［N］．中国中医药报，2017－9－29（5）．

［95］时乐．金秋百合正宜人［N］．中国中医药报，2017－10－9（7）．

［96］郭灵龙．呃逆外治法［N］．中国中医药报，2017－10－16（5）．

［97］葛勤．标本兼顾治百合病［N］．中国中医药报，2017－10－23（5）．

［98］时乐．“橘子黄”并非黄疸［N］．中国中医药报，2017－11－1（7）．

［99］杨爱国．男性乳癖治疗验案［N］．中国中医药报，2017－11－15（5）．

［100］葛勤．徐长卿乃止痛良药［N］．中国中医药报，2017－11－20（5）．

［101］郭灵龙．妇人产后皮肤瘙痒治验［N］．中国中医药报，2018－1－5（5）．

［102］时乐．降压代茶饮六方［N］．中国中医药报，2018－1－5（7）．

［103］时乐．参麦苓苡汤［N］．中国中医药报，2018－1－18（4）．

［104］潘晓星．林峰：坚守门诊的“精诚”老中医［N］．中国中医药报，2018－1－31（6）．

［105］高媛媛．孙浩治疗银屑病验案［N］．中国中医药报，2018－2－9（5）．

［106］时乐．元宵佳节，中药灯谜猜起来［N］．中国中医药报，2018－3－2（8）．

［107］郭尧嘉．顾中欣：风雨五十载，漫漫行医路［N］．中国中医药报，2018－3－

2 (6).

［108］郭尧嘉. 徐长卿药名的由来［N］. 中国中医药报，2018－3－2（8）.

［109］郭尧嘉. 畏寒肢冷验案［N］. 中国中医药报，2018－3－5（5）.

［110］时乐. 文人咏柳，入药亦佳［N］. 中国中医药报，2018－3－15（8）

［111］时乐. 从海丝路上飘来的乳香［N］. 中国中医药报，2018－3－19（8）.

［112］杨爱国. 顽固性梦遗治验［N］. 中国中医药报，2018－3－28（5）.

［113］时乐. 甘麦大枣汤治心因性疾病［N］. 中国中医药报，2018－4－2（5）.

［114］郭灵龙. 张恩树临床运用角药［N］. 中国中医药报，2018－4－2（4）.

［115］郭灵龙. 梅核气治验一则［N］. 中国中医药报，2018－4－9（5）.

［116］郭灵龙. 张氏咽炎方［N］. 中国中医药报，2018－4－16（4）.

［117］时乐. 阳春三月，食笋正当时［N］. 中国中医药报，2018－4－16（7）.

［118］时乐. “方法”趣闻［N］. 中国中医药报，2018－4－18（8）.

［119］杨爱国. 唇风治验一则［N］. 中国中医药报，2018－4－25（5）.

［120］郭灵龙. 滴虫性阴道炎外用方［N］. 中国中医药报，2018－4－30（5）.

［121］杨爱国. 张恩树四火并治验案［N］. 中国中医药报，2018－5－11（5）.

［122］杨爱国. 肺部磨玻璃密度结节治验［N］. 中国中医药报，2018－5－23（5）.

［123］吴祝平. 从痰瘀论治痴呆验案［N］. 中国中医药报，2018－6－4（5）.

［124］杨爱国. 乙肝伴肝硬化治验［N］. 中国中医药报，2018－6－11（5）.

［125］时乐. 口苦验案一则［N］. 中国中医药报，2018－6－22（5）.

［126］张松. 健脾清肝，活血化瘀治炎性假瘤［N］. 中国中医药报，2018－6－29（5）.

［127］时乐. 夏日吃瓜乐逍遥［N］. 中国中医药报，2018－7－20（7）.

［128］郭灵龙. 夏天热水泡脚益处多［N］. 中国中医药报，2018－7－23（7）.

［129］郭灵龙. 脑卒中康复应重视扶阳气［N］. 中国中医药报，2018－8－1（4）.

后记

历经6月余，《真州杏林传承集萃》一书终定稿，全书收录38位作者从2013年至2018年8月间在《中国中医药报》发表的文稿，总计130余篇，近14万字。

“一花独放不是春，百花齐放春满园”。这是一本百花齐放之作，书中收录吴门医派、孟河医派、“臣”字门儿科、“然”字门内科、顾氏内科、林氏外科等诸多流派、门派的经典方剂、典型医案。这是一本各家争鸣之作，既有孟河医家轻清灵动的代茶饮，又有火神派重剂起沉疴之法，还可见大毒之马钱子治病的验方。这是一本饱含师生情谊之作，回忆国医大师徐景藩、名老中医任达然情真意切，学生总结老师疑难病案丝丝入扣、分析透彻，老师带教学生分析详尽、点面结合。这是一本专业和科普交融之作，药食同源啖之如饴，舌尖上的中医药在阅读中流淌，杏林故事叙事写人、娓娓道来。

从1958年毛泽东同志提出“中国医药学是一个伟大的宝库，应当努力发掘，加以提高。”到2017年习近平总书记在世界卫生组织总部提出“我们要继承好、发展好、利用好传统医学”，中医药的发展无不得到国家领导人的关心。尽管中医的发展中有曲折，但这丝毫没有影响我们青年一辈中医药人热爱中医、学习中医、传承中医的决心和信心。不忘初心、牢记使命，大医精诚、精于习业，中医药的发展将迎来大好春天。

本书在定稿后，得到首批全国名中医、江苏省中医院主任医师、南京中医药大学博士研究生导师单兆伟和江苏省国医名师、仪征市中医院主任医师孙浩赐序，单兆伟教授还亲自审阅了全部书稿，这给了我们极大的厚爱和勉励，在此表示由衷的感谢！中国中医药出版社的高欣、胡楠老师担任此书的责任编辑，从选题、策划、出版、校对等各个环节均给予了详尽的指导，在此一并致谢。

书中所辑均按照当时报上所刊登文字，部分篇目酌作调整，其中亦难免有舛错之处，敬请读者不吝赐教。